Amor, sexo e seu coração

Dados Internacionais de Catalogação na Publicação (CIP)
(Câmara Brasileira do Livro, SP, Brasil)

Lowen, Alexander, 1910-
    Amor, sexo e seu coração / Alexander Lowen [tradução: Maria
Silvia Mourão Netto]. São Paulo: Summus, 1990.

    Bibliografia.
    ISBN 978-85-323-0053-9

    1. Amor 2. Coração - Doenças 3. Sexo 4. Sexo (Biologia)
I. Título.

	CDD-306.7
90 -0638	-574.36
	-616.12

Índices para catálogo sistemático:

1. Amor e sexo: Sociologia   306.7
2. Coração: Doenças: Medicina   616.12
3. Sexo: Biologia   574.36
4. Sexo e amor: Sociologia   306.7
5. Sexualidade: Biologia   574.36

www.summus.com.br

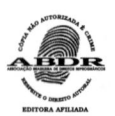

EDITORA AFILIADA

Amor, sexo e seu coração

Alexander Lowen

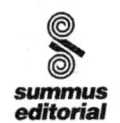

summus editorial

Do original em língua inglesa
LOVE, SEX AND YOUR HEART
Copyright© 1988 by Alexander Lowen
Direitos desta tradução adquiridos por Summus Editorial

Tradução: **Maria Sílvia Mourão Netto**
Capa: **Odile Maria Tresca**

Summus Editorial
Departamento editorial:
Rua Itapicuru, 613 – 7º andar
05006-000 – São Paulo – SP
Fone: (11) 3872-3322
Fax: (11) 3872-7476
http://www.summus.com.br
e-mail: summus@summus.com.br

Atendimento ao consumidor:
Summus Editorial
Fone: (11) 3865-9890

Vendas por atacado:
Fone: (11) 3873-8638
Fax: (11) 3873-7085
e-mail: vendas@summus.com.br

Impresso no Brasil

SUMÁRIO

PREFÁCIO

Todos reconhecem que o coração é um símbolo do amor. Mas o relacionamento entre o coração e o amor seria apenas simbólico? Ou haveria um elo de ligação real e vital? Muitos já sentiram aquele acelerado batimento cardíaco na presença da pessoa amada, o peso no coração depois de uma briga com ela. Também é um costume de todas as culturas colocar a mão sobre o coração quando se fala de amor, como se assim estivesse sendo localizada a sensação física que acompanha a emoção. Se o coração está envolvido em todas as experiências de amor, como parece o caso, então podemos pressupor que expressões como "coração repleto de amor" também descrevem um fenômeno físico.

Que validade se pode, então, atribuir ao conceito de *coração partido*? Embora o coração não caia aos pedaços quando o amor é rejeitado ou quando se perde o ser amado, alguma coisa claramente se rompe nessas situações. Existe algo assim como um coração fechado ou aberto? Essas questões são importantes para a compreensão não só de nossos sentimentos mas da saúde do coração. Supondo que é real a ligação entre o coração e o amor, como assumo ao longo de todo este livro, pode-se levantar a hipótese de que um coração sem amor definhará inevitavelmente e morrerá. Esta convicção decorre de minha experiência como médico que ajuda os pacientes em sua luta para abrirem o coração ao amor e para encontrarem alegria em sua vida. Alguns destes históricos de caso serão apresentados neste estudo.

E quanto ao sexo? Se alegarmos, como fazem alguns, que amor e sexo são duas funções distintas, então devemos assumir que o coração está envolvido no sexo na mesma medida em que está envolvido em qualquer outra atividade física. Segundo essa perspectiva, a função cardíaca de bombear sangue através do corpo para dotar os tecidos de oxigênio e nutrientes, e para remover os resíduos, deve ser considerada como estritamente mecânica. Novamente, incorremos aqui num pecado contra a linguagem comum que se refere ao sexo como fazer amor, o que implica uma ligação direta entre o amor e o sexo, e, por extensão, entre o coração e os órgãos genitais.

O propósito deste livro está em elucidar tais ligações de modo a que o leitor possa ver como sua vida emocional se vincula a seu ser físico, e como sua saúde física está na dependência deste bem-estar emocional. Minha esperança é que, pela compreensão dos motivos para ter medo de amar, o leitor se torne uma pessoa mais amorosa e, deste modo, garanta um coração mais saudável. Sem um tal conhecimento, todos os nossos esforços para assegurar a saúde de nossos corações terão negligenciado o ponto crucial da questão.

Por conseguinte, começaremos examinando o nexo entre coração e amor, relacionamento esse que já vem sendo há séculos reconhecido e expresso por poetas, filósofos e pregadores religiosos.

INTRODUÇÃO

Na qualidade de cardiologista clínico, tenho visto e trabalhado com muitos casos de doença cardíaca. Ao longo dos anos, foi se tornando cada vez mais claro que a doença das coronárias em geral é uma enfermidade silenciosa e onipresente. Os sintomas são, de ordinário, uma manifestação tardia, e a morte súbita de causa cardíaca é, com freqüência, o primeiro sintoma da insuficiência coronariana. É óbvio que isto representa um dilema para o cardiologista clínico. Os aspectos preventivos do combate a uma enfermidade tão devastadora quanto esta têm sido focalizados pela cardiologia contemporânea recentemente. Os perfis dos hábitos e da margem predeterminada de risco do indivíduo tornaram-se variáveis importantes no relacionamento entre o estilo de vida e a doença cardiovascular. Mas, apesar de todas as pesquisas que associam tabagismo, altos índices de colesterol no sangue, hipertensão e diabetes adulto à arteriosclerose coronária, estou convencido de que estes fatores de risco, embora altamente significativos, não explicam de uma maneira inteiramente significativa a natureza dessa enfermidade.

Durante muito tempo e, em particular, na década de 80, uma considerável quantidade de pesquisas foi empreendida com o objetivo de descobrir as causas da doença arteriosclerótica cardiovascular, fenômeno exclusivo dos povos do século vinte. Esses estudos têm ti-do uma tonalidade mais estatística, demonstrando a ligação entre perfis com fatores de risco e as doenças cardíacas subseqüentes. Outras pesquisas porém elucidaram que certas pessoas são mais propensas que outras à doença cardíaca coronariana. As propensas manifestam um padrão especial de comportamentos e uma suscetibilidade incomum ao estresse emocional. Este fator pareceu-me ser o determinante de maior peso na enfermidade cardíaca, de modo que quando Friedman e Rosenman publicaram seus dados a respeito do comportamento tipo A de propensão coronária e sua predisposição à doença arterial coronariana, minha crença no papel dominante do estresse e do comportamento para o aparecimento de uma doença cardíaca viu-se confirmada.

Os cardiologistas são fortes candidatos a doenças do coração porque seu trabalho tem uma natureza estressante. Como cardiologista clínico, sou inteirado dos padrões de comportamento destrutivo em meus pacientes que os tornam passíveis de serem rotulados como "propensos ao desenvolvimento de doença cardíaca coronariana". Mas o que eu não esperava descobrir era que eu mesmo cabia nessa categoria. Ter tomado consciência disso aterrorizou-me. Eu sabia que era competitivo, preocupado em subir na vida, que trabalhava muito. Também reconheci em mim o indivíduo tipo A. Com trinta e tantos anos, agressivo e bem-sucedido, de repente dei-me conta de que minha própria mortalidade estava sendo revelada a mim através de meus pacientes.

Os fatores tradicionais de risco para problemas cardiovasculares não estavam sendo encontrados num grande número de vítimas de doenças cardíacas coronarianas. Era um dado típico que o comportamento do indivíduo se tornasse o catalisador do processo de doença. Fatores emocionais, funcionando numa dimensão fisiológica, afetavam o processo da doença cardíaca. Sabe-se muito bem que mente e corpo influem um no outro. O que a pessoa pensa pode desencadear uma resposta emocional à qual o corpo reage. Neste sentido, os fatores da personalidade são elementos centrais a quase todas as doenças. Emoções ou afetos inexpressos, por exemplo, terminam prejudicando o corpo e seu sistema fisiológico. Na pressão sangüínea alta, as principais emoções reprimidas são raiva, hostilidade, ira. Pessoas propensas a doenças coronarianas, além de reprimirem a raiva e a hostilidade, também tiveram dificuldades em enfrentar seu coração partido pela perda do amor e a dissolução subseqüente de um elo vital. A sensação de estar com o coração partido implica muito sofrimento, perda e angústia que, depois, são manifestos nos próximos comportamentos, em seu corpo e em seu caráter. Para mim, portanto, foi se tornando cada vez mais claro que a doença cardíaca é um processo que não acontece simplesmente mas que, em muitas circunstâncias, é influenciado por fatores emocionais e por conflitos inconscientes. Foi assim que essa análise das condutas veio a se tornar o foco central de meus interesses e da minha energia. Pude ver que era um desafio encontrar a causa capaz de ser identificada e modificada para que as vidas de meus pacientes — e a minha também — pudessem melhorar de nível e se prolongar. Ter ainda percebido que estava querendo me dedicar às enfermidades das coronárias me fez decidir pelo início de uma terapia, porque eu queria investigar e modificar os aspectos negativos de meu comportamento. Minha busca levou-me à infância e vi a emergência de um padrão identificável. Eu fui o terceiro de quatro filhos. Minha irmã nasceu quando eu estava com 4 anos e, mais ou menos nessa época, comecei a ter uma série de enfermidades infantis e de acidentes. Será que esses incidentes, em sua maneira desadaptada, estariam funcionando como estratégia para entrar em contato com minha mãe e receber dela algum amor, mãe essa provavelmente ocupada com o novo bebê e a família como um todo? Durante muitos anos senti a profunda necessidade de receber atenção e conforto de minha mãe. Sua "indisponibilidade" para mim resultou em minha primeira experiência de coração partido. A traumática tristeza que veio depois foi reprimida mas, de algum jeito, meu corpo se lembrava da verdade. A suave vulnerabilidade da criança evoluiu até se tornar a rigidez de um peito fortemente encouraçado, como se precisasse proteger o coração. Sei que minha mãe me amava profundamente, mas, naquela idade, eu não tinha condição de compreender as necessidades dela e fiquei atento apenas às minhas. Eu buscava sua aprovação e seu amor e esperava que, sendo "bom menino, bom aluno, atleta e empreendedor" receberia o prêmio ansiado. O *sucesso* me daria amor, era o que eu achava. Criei um falso vínculo entre sucesso e amor que perdurou até a idade adulta. Essa ligação facilitou o processo de comportamento tipo A que, em última instância, poderia resultar em minha morte.

Depois da faculdade de medicina, fui fazer residência em psiquiatria e clínica, fiquei dois anos em cada e, na segunda, me especializei em cardiologia. Tornei-me um cardiologista altamente treinado e invasivo, muito confiante no que estava fazendo. Era um viciado em trabalho. A paixão de minha vida era meu trabalho pois, com ele, havia conquistado meu lugar no universo.

Depois de um curto lapso de tempo, no entanto, em meio a todo esse sucesso, senti-me apagar. Minha luta interna era entre vencer na vida e fazer coisas espantosas e pagar o preço de tudo isso com meus sentimentos. Embora não o admitisse, era um homem exausto. Negava minha fadiga e minha dor, postura que adotara desde a minha adolescência, para mostrar que era bom aluno e atleta. Na busca desse sucesso e desses resultados, o que eu realmente queria era aprovação e amor? Será que eu estava tentando provar que era digno de amor? Ao longo dos anos essa necessidade me acompanhou e a constatei repetidas vezes em muitos de meus pacientes. Eram várias as pessoas que estavam atrás desta necessidade de ter uma cardiopatia e morrer.

O desafio a que agora me propunha era alterar o padrão autodestrutivo de comportamento tipo A para uma coronariopatia. Na verdade, ter identificado e assumido conscientemente que eu praticava esse comportamento foi uma experiência esclarecedora pois foi essa conscientização que me deu forças para encontrar uma alternativa curativa.

No meio da década de 70, tive a felicidade de assistir a palestras e seminários conduzidos por colegas sobre comportamento e doença cardiovascular. Um dos palestrantes, Robert Elliot, cardiologista e autor do livro *Is it worth dying for?*, exerceu sobre mim um poderoso impacto. Após tais encontros, interessei-me mais por seminários sobre consciência pessoal. Por exemplo, em 1978, estive num simpósio internacional em Londres, na Inglaterra, cujo tema era estresse e tensão. Os debates foram extremamente provocantes e me trouxeram algumas das abordagens não tradicionais de cura. Os alemães ocidentais, por exemplo, estavam integrando *biofeedback* a seu tratamento; os suecos utilizavam massagem; os suíços introduziram Lamaze; os asiáticos focalizavam a meditação, e os americanos ensinavam relaxamento progressivo. Pude ver que cada um destes métodos era uma forma positiva de amenizar as emoções e de acalmar o sistema nervoso. Todos tinham seu mérito.

Nos anos seguintes, tive a sorte de conduzir seminários práticos sobre estresse e enfermidade, em companhia de um residente, dr. Brendan Montano, e de uma psicoterapeuta, Holly Hatch. Essas reuniões de grupo, utilizando a técnica gestáltica, foram proveitosas por terem ensinado pessoas suscetíveis a enfrentar a vida. O treino grupal de conscientização tem um tremendo impacto sobre a cura, principalmente quando as pessoas "viam a si mesmas" nos outros. Depois de haver realizado vários destes seminários práticos, comecei a publicar meus resultados nos veículos da literatura médica. Meus pacientes tornaram-se meus melhores professores. Nesse período, percebi que precisava passar por um treinamento especializado no campo da psicoterapia. Quanto mais investigava a ligação entre mente, emoção e coração, mais inquieto e inadequado fui ficando: essa questão era simplesmente um território vasto, inexplorado, desconhecido.

Passei dois anos em gestalt-terapia e pude compreender parte das causas essenciais de minhas atitudes; com isso, fiquei ainda mais convencido do poder das emoções na saúde e na doença. Enquanto fazia essa forma de terapia, descobri o trabalho de Alexander Lowen. A análise bioenergética por ele fundada é uma terapia analítica orientada para o corpo, que enfoca as tensões musculares corporais que constituem a contrapartida física dos conflitos emocionais da personalidade. Assim como se pode dizer a idade de uma árvore contando os anéis internos do tronco, o terapeuta bioenergético, como Lowen, pode determinar a história de uma pessoa olhando para seu corpo. Na análise bioenergética, o terapeuta tem condições de determinar onde estão localizadas as tensões e onde a energia está bloqueada. Esse bloqueio impede que a pessoa sinta em toda sua plenitude seu potencial de vitalidade. Através de várias técnicas e exercícios para carregar e descarregar o corpo, o terapeuta bioenergético pode liberar a energia contida e isso enseja a dissolução da tensão. Este conceito de energia e sua aplicação a indivíduos propensos a cardiopatias era tão intrigante e mobilizador que decidi submeter-me a uma terapia com o dr. Lowen. Segundo seus ensinamentos, logo ficou evidente que eu tinha um corpo muito tenso, que não respirava profundamente, e que não sentia ao máximo meus próprios sentimentos, nem os expressava em sua totalidade.

Meu trabalho analítico com o dr. Lowen centrou-se na rigidez de meu corpo. Embora, nos primeiros meses, meu corpo resistisse e estivesse sob o controle de minha cabeça, Lowen trabalhou com minha respiração e, assim, induziu sentimentos e sensações. Colocou-me no banco bioenergético e me fez usar minha voz de um modo destinado a abrandar a energia contida em meu peito. Tudo isto teve um efeito positivo na redução do estresse e da tensão de minha caixa torácica. Depois, ele começou a trabalhar meu diafragma, o queixo, a pelve. Vários meses de trabalho corporal expuseram emoções há muito suprimidas e a tensão muscular concomitante. Chorar aliviou a tensão, e também induziu uma expansão no meu peito. Ao longo dos anos seguintes, percebi que meu coração estava se abrindo. Acho que o lado feminino de meu caráter estava evoluindo. Meu crescimento foi tremendo. A dor da terapia terminou sendo, após um certo tempo, a descoberta do prazer. Comecei a ter mais experiências sensíveis. Aumentou meu bem-estar emocional e físico e meu corpo parecia adquirir vida. Passei a sentir meu verdadeiro eu. Foi extraordinária esta viagem de autodescoberta.

Depois destas revelações pessoais, comecei a olhar meus pacientes cardíacos do ponto de vista do que acontecia dentro de seu peito, de quanta tensão estava localizada em seu corpo, de quão bem (ou mal) respiravam, se teriam tido experiências do início da vida relacionadas a perda de amor, quais eram as suas atuais relações amorosas. Agora meu trabalho acontecia num outro nível. Comecei a lidar com os pacientes em nível corporal, utilizando o conhecimento que Lowen me transmitira. A análise bioenergética se tornou um instrumento poderoso para uma avaliação global de cada pessoa e de sua enfermidade. Embora eu continuasse a anotar o histórico de cada paciente, também incluía dados de observação sobre sua respiração, seu contato ocular, a qualidade de sua energia, a sensação que seu aperto de mão transmitia, o movimento de seu diafragma, seu tom de voz e outros sinais de emoção contida. A análise de sua estrutura maxilar, por exemplo, me dava pistas a respeito do nível de raiva que estava reprimida. Seu olhar informava quanto a tristeza e medo. Dessa forma, olhando suas estruturas corporais, tomei mais consciência dos problemas gerais e das enfermidades de meus pacientes. Estava me tornando um médico e um curador mais eficiente. Diante de tantos dados susbstantivos, o dr. Lowen e eu fundamos o New England Heart Center (Centro Cardiológico da Nova Inglaterra), para promovermos a compreensão bioenergética da enfermidade cardíaca e dos indivíduos que são propensos à mesma.

Minha experiência com o dr. Lowen vem sendo um capítulo fascinante de minha vida. Seu ensinamento abriu novas e inovadoras dimensões no tratamento das cardiopatias. Aos 76 anos, ele é o testemunho vivo de seu próprio trabalho. No verão de 1987, levou-me a velejar em Long Island Sound e discutimos nossas pesquisas. Ao içar as velas e conduzir o veleiro mostrou-se o homem vibrante e energético capaz de ser fluído, suave e acolhedor. Enquanto eu sentia o vento e o borrifo da água salgada em meu rosto, Lowen falava sobre o viver e o sentir. Enquanto a embarcação deslizava pela água tive a sensação de que participava de uma experiência de velejar com um mestre. Assim como o marinheiro que navega com total domínio da situação, um psicoterapeuta como Lowen muitas vezes navega pelas "águas desconhecidas" das recordações de um paciente, perdidas para ele há muito tempo. Ao presenciar Lowen velejando, senti tranqüilidade... Terei sempre uma dívida de gratidão com ele por este dia.

Stephen Sinatra

Parte Um
A SATISFAÇÃO DO AMOR

Talvez não haja na língua inglesa um conceito que seja usado de tantos modos diferentes quanto o de *amor*. Pode significar a rendição total do ser. Ou, numa dimensão muito egoísta, a expressão de uma necessidade de ser aceito e cuidado, ou de possuir e controlar outra pessoa. O amor pode ser considerado uma atitude ou um ato mas devemos reconhecê-lo como *sensação* e, portanto, como processo fisiológico no corpo. Para entender o amor, precisamos entender seu processo fisiológico. Como acontece em qualquer um deles, este processo fisiológico tem como objetivo intensificar o bem-estar organísmico que, então, é vivido como prazer e alegria. A satisfação do amor é a alegria sentida com a maior intensidade quando duas pessoas que se amam se unem. Na Parte Um, estarei examinando como o amor é satisfeito e como é frustrado.

Capítulo 1
O AMOR ESTÁ NO CENTRO DA VIDA

Desde os tempos mais remotos, o coração é um símbolo poderoso no pensamento humano. O termo latino para coração, *cor*, fornece a base para o termo *cerne*, definido como a parte central de um objeto. A sinonímia dos termos coração e cerne torna-se aparente em expressões como "chegar ao cerne da questão". Muitas pessoas consideram o coração como o centro de seu ser, assim como o eixo da direção de um automóvel. Por isso, quando se diz que a pessoa teve uma "mudança no coração" assumimos que toda sua postura existencial passou por uma transformação.

O coração simboliza não apenas o centro emocional da humanidade mas também seu cerne espiritual. Muitos acreditam que o coração é a fonte da vida. Disse um místico judeu: "Saiba que o coração é a fonte da vida e está localizado no centro do corpo, como o Santo dos Santos."[1] Como também Deus é tido como fonte de vida, segue-se que Deus reside no coração. O ensinamento upanixade, então, diz o seguinte: "Entre no lótus do coração e lá medite sobre a presença do Brahman."[2]

Segundo George S. J. Mahoney, teólogo cristão, "o coração, na linguagem das Escrituras, é a sede da vida humana, de tudo que nos ensina na profundeza de nossa personalidade... Em nosso coração está escrito que encontramos Deus num relacionamento Eu-Tu."[3] O irmão David Steindl-Rast concorda: "Quando realmente encontramos nosso coração, localizamos o reino em que estamos intimamente relacionados com o *Self*, com o outro e também com Deus."[4] Os upanixades também situam o si-mesmo no coração, no cerne mesmo da espiritualidade: "Na verdade, o *Self* é o coração... Aquele que sabe disso entra no reino celestial todos os dias."[5] Apesar de talvez serem metafóricos, espirituais e filosóficos, estes ensinamentos devem ter alguma base física concreta para que tanto se repita a ligação entre o coração humano e a fonte da vida. Talvez esse fundamento concreto seja o próprio batimento cardíaco, a pulsação rítmica que leva o sangue portador de vida por todo o corpo. Esta é a mais nítida manifestação da força vital no organismo humano. Essa pulsação rítmica caracteriza todas as coisas vivas, assim como o universo físico; afinal de contas, o som e a luz viajam em ondas.

Embora a associação do coração com o amor seja amplamente conhecida em nossa cultura, os cardiologistas e a maioria dos leigos consideram simbólico esse vínculo. Um músico pode cantar: "Você roubou meu coração", ou "Entreguei meu coração a você", mas quem acreditaria que uma pessoa perde de fato seu coração ou acorda e vê que o mesmo lhe foi roubado? Contudo, se pensarmos nestas expressões em termos funcionais, elas fazem algum sentido. A pessoa "perde" seu coração quando se torna tão envolvida com outra que ele não parece mais lhe pertencer. Toda vez que pensa na pessoa amada, sente alegria ou tristeza num tal nível de intimidade que é como se o outro houvesse se apoderado de seu coração.

Seja como for que as descrevamos, as sensações não são vôos da imaginação; referem-se a processos reais do corpo que lhes deram surgimento. Quando sentimos o coração pesado ou leve, frio ou aquecido, algo está acontecendo, em nível físico, no corpo, que nos faz sentir assim. O que acontece pode ser melhor descrito como aumento ou diminuição no estado de excitação corporal. A excitação nos faz sentir leves; sua ausência, cria a sensação de peso e depressão. Quando a excitação se relaciona ao amor, nós a sentimos mais diretamente na área do coração. Avistar ou pensar no amado pode tornar o coração mais leve e seus batimentos mais acelerados. Pode até fazer com que deixe de bater direito.

Enquanto houver vida, todas as células, tanto as de um organismo unicelular quanto as de um multicelular, organismos tão complexos em sua estrutura quanto o humano, registram um estado de excitação. Esta sensação pode ficar mais tênue ou sumir por um tempo, mas está sempre presente em certo grau. Nos organismos mais jovens é mais intensa e, nos mais velhos, menos; isto é o mesmo que dizer que o fogo da vida morre devagar conforme formos envelhecendo. As crianças ficam tão excitadas que literalmente pulam de alegria. A mesma reação é mais rara em pessoas mais velhas cujo corpo se tornou mais rígido e tenso. Na morte, extingue-se o potencial corporal de excitação. O estado de excitação da pessoa sempre fica visível em seu corpo. Num nível elevado, há maior afluxo de sangue até a superfície do corpo, os olhos brilham, aumenta o tônus da pele, os movimentos são mais espontâneos, as mãos ficam mais aquecidas, o cérebro é ativado e os batimentos cardíacos se aceleram. Na morte, os olhos ficam imóveis e vidrados, o corpo pára de se mexer e a pele se torna branca e fria.

Estados de excitação negativa não desencadeiam os mesmos efeitos. Quando o corpo exibe um aumento de atividade movido pelo pânico, os movimentos são erráticos e descoordenados e a excitação fica, em grande medida, concentrada na musculatura e no coração, que bate mais depressa. Se o medo for grande o suficiente, a pessoa pode até morrer porque o sistema muscular se paralisa e o coração cessa de bater. Uma dor intensa, que leve o corpo a se torcer e dobrar, é outro estado de excitação negativa, assim como a ira que, diferentemente da raiva, tem efeito negativo sobre o corpo. Na raiva, o corpo fica quente e os olhos brilham como fogo; na ira, o corpo está frio e os olhos ficam escuros.

A excitação positiva ocorre quando a situação é de prazer. O corpo se encontra em expansão, e a carga, ou excitação, na superfície é forte. A excitação negativa acontece em situações de medo e raiva. Nestas, o corpo está em contração e a carga reflui para longe da superfície. A respiração nos dois estados também é diferente. No prazer, é profunda, fácil e relativamente lenta. Jamais dá trabalho, pois uma respiração difícil é um sinal de incômodo. Já quando a pessoa está assustada ou sentindo dor, sua respiração é rasa, forçada e rápida.

A emoção do amor produz o efeito mais salutar possível sobre o corpo. A pessoa que está amando parece irradiar alegria. A luz de seus olhos e o brilho de sua pele se devem não só a um fluxo poderoso de sangue para a superfície do corpo, mas também à onda de excitação que flui até a superfície, energizando os tecidos.

A radiação e o brilho da pessoa que ama não é um conceito metafórico, pois é observável. A causa disso é um estado dos órgãos e tecidos que estão mais excitados e pulsam com elevada intensidade. A propriedade da pulsação não se limita ao músculo cardíaco. Embora se manifeste de modo visível na respiração e mais discretamente nas ondas peristálticas do trato digestivo, ocorre em todas as células e órgãos vivos do corpo. Apesar de cada uma destas estruturas ter seu próprio ritmo, este está coordenado com a pulsação básica do coração e dela depende. É o batimento cardíaco que dá vida ao corpo todo. Quando sentimos que nosso coração está leve, todos os órgãos funcionam melhor; quando nosso coração está pesado, todos os sistemas entram em depressão. Como vimos, então, no prazer o sangue flui até a superfície do corpo, ao passo que, na dor, flui em direção ao centro. Em situações de pânico ou medo, a pessoa pode responder agindo ou removendo a ameaça ou o perigo, através da mobilização do sistema muscular voluntário, que está localizado próximo à pele. Esses músculos ficam então repletos de sangue, carregados e prontos para agir. A experiência poderá ser de raiva ou de medo e isto depende da resposta, que tanto pode ser um movimento direcionado ao mundo com o objetivo de recuperar a harmonia e o prazer, quanto a fuga do perigo.

Fig. 1. A resposta organísmica ao meio: busca, pelo prazer ou fuga, pela dor.

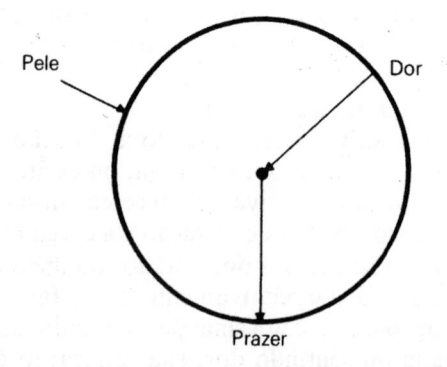

Pele

Dor

Prazer

A dor ou o medo produzem contração e diminuem a carga na superfície. O prazer produz expansão e cria um aumento de carga na superfície: pele, olhos, zonas erógenas.

O movimento do sangue e dos fluidos corporais em direção da superfície do corpo ou distanciando-se dela (ver Figura 1) representa a reação da pessoa a seu meio ambiente. Se o ambiente for acolhedor, positivo e promotor da vida, o sangue flui para a superfície e a própria pessoa se mobiliza para contatos. Por sua vez, esses movimentos desencadeiam sensações de afeto e prazer ou, se a excitação for mais intensa, de amor e alegria. Afeto e prazer não podem ser separados um do outro. Amamos o que é prazeroso. No entanto, o amor não produz prazer sempre; muitas mais vezes que o desejável, resulta em dor. O amor nos impele a uma aproximação de quem amamos, mas se a pessoa nos rejeita ou se afasta, nosso prazer rapidamente se torna dor. A intensidade da dor está em proporção direta à intensidade do amor. Quando o amor irrestrito de um filho por seus pais se depara com rejeição, a dor subseqüente só pode ser descrita com o termo "coração partido".

Como todas as dores, o coração partido faz com que o sangue reflua da superfície do corpo para o centro, sobrecarregando o coração e produzindo uma sensação de peso e desamparo. A experiência de ter seu coração partido pode fazer com que a criança, ao se tornar adulta, tenha medo de amar. Isto não quer dizer que não possa ou não venha a amar, mas esse impulso de buscar o contato será hesitante, tentativo, não irrestrito. O desejo de amar poderá até estar em seu coração e, conscientemente, a pessoa pode querer amar, mas se a memória da dor estiver viva em seu inconsciente, o medo a impedirá de entregar-se. Seu corpo estará sob o controle do sistema nervoso simpático, que inibe o fluxo de sangue até a superfície.

A excitação do amor depende da proximidade dos amantes. Como a lei da gravidade que afirma que a atração entre dois corpos é inversamente proporcional ao quadrado da distância entre eles, quanto mais perto do ser amado, maior a excitação. A excitação atinge seu ponto máximo quando há o contato amoroso entre duas pessoas.

Todo contato de prazer entre dois corpos desencadeia sensações amorosas. O abraço costumeiro de dois amigos que se encontram é uma manifestação de afeto que serve para consolidar a relação entre eles. O aperto de mão é o contato físico mais informal para expressar algum grau de sensações positivas. Suprimir o aperto de mão no encontro ou na despedida pode ser considerado uma expressão de frieza ou hostilidade. Da mesma forma, quando os pais evitam a manifestação física do afeto com os filhos, não há como impedir que sejam profundamente atingidos. Muitos de meus pacientes se queixam de que seus pais raramente os tocavam, abraçavam, beijavam apesar de dizerem que os amavam. Pode até ser que estes pais os tenham amado mas esse sentimento raramente apareceu de um modo que os fazia *sentirem-se* amados.

Existem muitos meios de estabelecer um contato amoroso sem tocar o corpo do outro. O som, por exemplo, é uma força física que atinge o corpo. As crianças se aquecem e tranqüilizam com o som de uma canção de ninar entoada pela mãe, que para elas é uma expressão de amor. Palavras de amor, quando ditas, podem ter o mesmo efeito, não por causa das palavras em si mas pelo tom em que são enunciadas. Uma voz carinhosa expressa amor com a mesma infalibilidade que uma voz fria e áspera para transmitir hostilidade. Os olhos são outro importante meio de comunicação. Podemos olhar para a pessoa com afeto e simpatia, ou com frieza e hostilidade. Quando dizemos que um olhar mata estamos atestando seu poder. Pelo mesmo motivo, um olhar carinhoso pode tocar nossos corações. Para que o som seja emocionalmente eficaz, deve ser ouvido; para que o olhar surta efeito, deve ser visto. O contato ocular não é um fenômeno mecânico de resultados previsíveis. Duas pessoas podem olhar uma para a outra e não ter contato porque não se passa nada entre elas. Quando seus olhos se iluminam, porém, enviam um raio de luz que pode atravessar o espaço e atingir os olhos do outro, disto resultando um verdadeiro contato. Muitos de nós já viveram esse tipo de contato ocular e sabem o quanto pode ser excitante. De vez em quando resulta no que se chama de amor à primeira vista. Consigo me lembrar claramente de ter me apaixonado por minha esposa na noite em que vi estrelas brilhando em seus olhos. Seu olhar tocou meu coração e me cativou. O amor promove a proximidade. O contato pode começar com um olhar mas, se seguir seu curso natural, terminará num abraço ou num contato mais íntimo entre as duas pessoas.

Normalmente, as áreas do corpo onde o sangue mais se aproxima da superfície são aquelas em que se fazem os contatos íntimos. São conhecidas como zonas erógenas, a saber: lábios, mamilos, órgãos genitais. A cor vermelha dos lábios reflete a abundância de seu suprimento sangüíneo que está a apenas uma fina camada de membrana mucosa de distância. Quando os lábios de duas pessoas se unem num beijo, o sangue de cada uma está separado somente por essa fina membrana que produz um alto nível de excitação. Na realidade, a boca toda, inclusive a língua, pode ser considerada como zona erógena, uma vez que a área toda é ricamente vascularizada. Qualquer contato ou estimulação de uma zona erógena é excitante quando a pessoa está receptiva. Quando as zonas erógenas entram em contato, como acontece durante o sexo, a excitação pode chegar a seu pico máximo.

O amor genital entre o homem e a mulher deve, portanto, ser a atividade mais excitante de todas porque esses órgãos permitem o mais íntimo contato entre duas pessoas. Uma proximidade de contato do mesmo nível ocorre no ato de amamentação, quando a boca do bebê e o seio da mãe formam uma união quase perfeita.

A Figura 2 ilustra o fluxo de sangue do coração, para cima (pela aorta ascendente), e para baixo (pela aorta descendente). No prazer, este sangue invade intensamente a superfície do corpo e, no pra-

Fig. 2. O fluxo de sangue (Eros) do coração (amor) para as zonas erógenas (prazer).

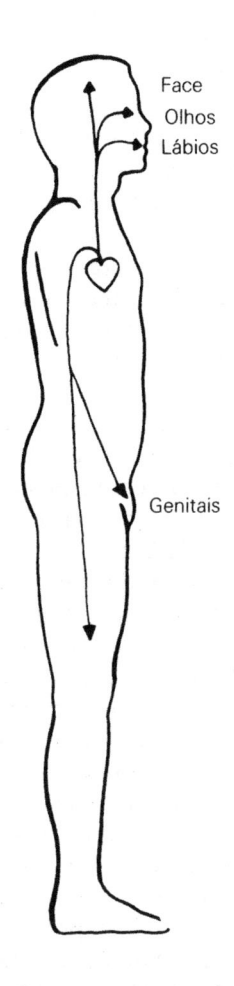

Face
Olhos
Lábios

Genitais

zer erótico, excita poderosamente as zonas erógenas.[6] Por esta razão, o sangue é considerado portador de Eros. (Para uma discussão mais detalhada do sangue como portador de Eros ver meu livro *O corpo em terapia.**)

O amor não se limita ao amor sexual entre um homem e uma mulher. O amor existe onde quer que haja prazer e o desejo de pro-

* Edição brasileira: Summus Editorial.

ximidade. A criança que ama seu ursinho de pelúcia irá abraçá-lo junto do corpo como se fosse um ser vivo por causa do prazer e da sensação gostosa que deriva desse contato. Do mesmo modo, amamos nossos amigos por causa do prazer e da excitação que sentimos em sua companhia. O amor que a pessoa sente por um animal de estimação obedece ao mesmo princípio: o desejo de proximidade e contato se liga a uma sensação de excitação e de prazer por aquele contato. Amar é se sentir ligado, não de modo abstrato, como no amor pelo próximo, mas numa dimensão física, através da proximidade e do contato.

Conforme observamos, a excitação mais intensa e o maior prazer são possíveis no contato genital entre um homem e uma mulher. Essa excitação e esse prazer dependem de aqueles órgãos ficarem intumescidos ou carregados de sangue e é essa proximidade do sangue na superfície que responde pelo calor da paixão sexual. Na ausência dessa intumescência, os genitais, como a pele de qualquer outra parte do corpo, ficam relativamente frios. Mas quando são estimulados, pulsam de modo ritmado em resposta ao batimento cardíaco. Segundo este raciocínio, o coração é a fonte de Eros, ou, poder-se-ia também dizer, é a sede de Eros.

Um dos aparentes mistérios da vida é o fenômeno conhecido como amor à primeira vista. Não há dúvida de que acontece; um número expressivo de pessoas já se manifestou a respeito. Às vezes, porém, é uma "vista" posterior que opera o milagre; duas pessoas que talvez tenham se conhecido há mais tempo trocam um olhar ou vivenciam um contato que desencadeia a sensação do amor. A única explicação sensata para esse fenômeno é que o coração dessas pessoas foi tocado ou excitado por um olhar ou um beijo, enviando uma onda de excitação e calor pelo corpo todo. Essa sensação (pode-se chamá-la amor), como qualquer outra, nos impele a agir. Cria o desejo de ficar tão perto quanto possível do ser amado. O contato físico aumenta a excitação mas também propicia uma certa descarga da tensão criada pelo desejo. Claro que a descarga máxima acontece através do contato sexual, mas um abraço ou beijo também podem funcionar como válvula de saída.

Não é sempre que a união de parceiros amorosos num ato sexual resulta em grande prazer. Há muitos casais que começam com sensações amorosas intensas e terminam em decepção e frustração. É muito mais fácil para as pessoas ficarem excitadas do que transformarem essa excitação no prazer e na satisfação que resultam da plena descarga daquela excitação. Em muitas pessoas está vivo o tabu contra qualquer contato sexual com uma pessoa amada. Tal tabu vem de experiências de infância do período edipiano, e tem como

24

efeito cindir a unidade da personalidade, separando a sensação de amor no coração, da sensação de desejo sexual no aparelho genital. Embora essa cisão nunca seja total, bloqueia efetivamente a satisfação do amor. Devemos reconhecer uma distinção entre a excitação do amor e a satisfação do amor. Algumas pessoas infelizes, no entanto, jamais passaram pela excitação e pelo êxtase de se apaixonar, que acontece quando o coração da pessoa de repente se abre por completo a uma outra pessoa. Os infelizes têm o coração fechado, inacessível a outra pessoa. Mas coração algum está para sempre totalmente fechado ao amor. Como a Bela Adormecida, poderá estar aprisionado por uma parede aparentemente impenetrável de espinhos mas haverá algum príncipe ou princesa capaz de furar o cerco e acordar o coração adormecido. Quando isso acontece, é como um milagre.

Como pode alguém evocar uma resposta tão poderosa em outra pessoa? Acordando no inconsciente uma sensação registrada de prazer e excitação. Estar amando pode ser o paraíso se o amor for aceito; mas pode ser um inferno se for rejeitado. Apaixonar-se acontece quando pensamos que o encontramos de novo. Esse paraíso, em que todas as nossas necessidades foram satisfeitas, em que não existia por que esforçar-se ou lutar, era o útero. Para muitos, esse estado paradisíaco prossegue mais um certo tempo após o parto, quando a mãe, como boa terra, nos nutre e abriga. Em certa medida, todos os bebês tiveram a excitante sensação do contato amoroso com sua mãe e seu corpo. Todos os bebês amam as mães de todo coração e respondem com excitação e prazer quando ela faz algum contato amoroso com o filho. Esse estado de graça se perde, cedo ou tarde, mas nossos corações conservam o anseio de recuperá-lo.

As crianças têm dois objetos de amor, a mãe e o pai. No amor de ambos conhecem a alegria que é possível quando se ama e se é amado. No entanto, a alegria da infância não dura. Para crianças vítimas de abuso, algo não incomum em nossa cultura, a graça da inocência é cruelmente destroçada. Porém, se a realidade do amor for perdida ou destruída, o sonho continua porque sem ele a vida seria um vazio muito grande. É a esperança da recuperação do paraíso perdido que dá sentido a nossas vidas. Se vem em nosso caminho alguém que lembra de algum modo significativo o ser amado e perdido de nossa infância, parece que aconteceu o milagre: o sonho se torna realidade. Na maioria dos casos estoura a bolha. O que parecia ser realidade surge como uma ilusão. Por que essa cruel decepção? O que está errado?

Um dos problemas citado em todas as discussões sobre o amor é que, com essa palavra, estão se descrevendo duas sensações diferentes, que se originam ambas no coração. Uma é o anseio de proximidade que vem da necessidade. Outra é o desejo de proximidade que vem de um coração repleto. O sentimento amoroso, no primeiro caso é infantil, embora genuíno. Tem uma tonalidade desesperada porque sua meta é o vínculo com outra pessoa. Depois que a ligação de dependência estiver estabelecida, a pessoa dependente não tem como se soltar na relação. Essa incapacidade de deixar acontecer também se manifesta no plano sexual e, por isso, há pouca satisfação nas relações eróticas. De outro lado, o amor que se origina de uma plenitude do ser é maduro. Não aprisiona o ser amado; ao contrário, deixa-o livre.

Não é incomum a confusão acerca do amor porque desde muito cedo são ensinadas as regras morais a respeito de amar os pais, os vizinhos, etc. Em terapia o paciente diz: "Eu amo minha mãe", mesmo que em sua história haja episódios de maus tratos. Após uma considerável dose de trabalho analítico, em geral vem à tona que o paciente tem raiva desses destratos e que alimenta ódio pela mãe. A raiva e o ódio haviam sido suprimidos pela culpa. É preciso ressalvar, porém, que reconhecer e aceitar a sensação de ódio pela mãe não desfaz todo o sentimento de amor. Persiste um pouco dessa sensação no coração, pois foi a mãe quem lhe deu vida e quem funcionou como a fonte primária de bons sentimentos.

É uma suposição razoável dizer-se que a intensidade ou a plenitude do amor deve estar necessariamente refletida na qualidade do músculo cardíaco, mais ainda se dermos crédito a expressões como coração aberto, coração de manteiga, coração de pedra, etc. O coração é um músculo como os outros; estar duro ou mole depende de estar ou não relaxado. Ao mesmo tempo, o tecido muscular tende a ir perdendo sua maciez conforme avance a idade e seu concomitante processo de endurecimento tissular. O músculo macio talvez não seja tão forte quando um outro, maior e mais rígido, em termos de sua capacidade de trabalhar — quer dizer, de deslocar um peso — mas funciona melhor porque tem maior mobilidade e poder de contração, e sua resposta é mais rápida e completa. Ninguém diria que o bebê responde pela metade. O coração macio e jovem, capaz de grandes excitações, vivencia sensações mais intensas de amor do que o coração mais idoso ou mais frio e duro.

Como porém um coração se torna frio e duro? A resposta a esta pergunta está na íntima relação que existe entre amor e ódio. O ódio pode ser descrito como o amor que ficou frio[7]. Trata-se de um processo que não é rápido. Para que o amor congele, é preciso uma sucessão de decepções.

Para compreender esse processo, devemos começar com o impulso que está no âmago da vida: ir em busca de. Se esse gesto obtiver uma resposta negativa, a reação será a raiva. Na raiva, o sangue invade a musculatura, enquanto inunda a pele. Podemos ilustrar essa dinâmica com a Figura 3.

Fig. 3. A reação de raiva diante da frustração do impulso amoroso.

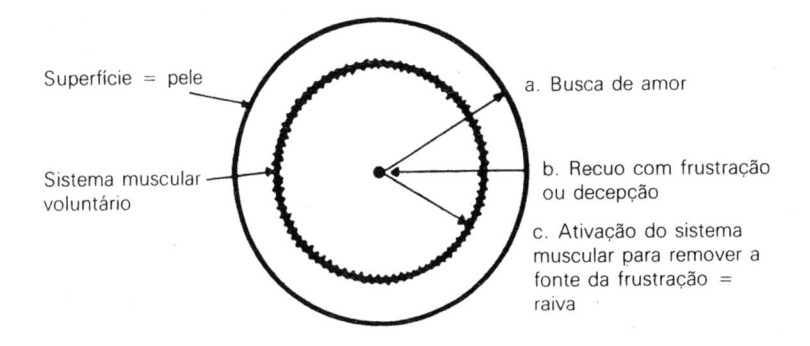

Superfície = pele

Sistema muscular
voluntário

a. Busca de amor

b. Recuo com frustração
ou decepção

c. Ativação do sistema
muscular para remover a
fonte da frustração =
raiva

Se a manifestação da raiva conseguir resgatar o contato amoroso, a excitação do sistema muscular será descarregada. Os músculos retornarão ao estado de relaxamento e maciez que permite ao impulso de amor atingir a superfície do corpo novamente. Quando porém a manifestação da raiva obtém uma reação hostil, a pessoa não tem outra saída a não ser recuar e distanciar-se dessa relação, pois essa resposta é uma negação de seu direito de lutar pela satisfação de suas necessidades.

Isto não é o mesmo que sermos obrigados a acatar todas as expressões de raiva de alguém mas, se a relação é autenticamente amorosa, não podemos negar ao objeto de nosso amor o direito de ficar zangado. É lamentável que os pais muitas vezes neguem ao filho esse direito porque interpretam que as manifestações infantis de raiva são uma forma de desafio à sua autoridade. No entanto, introduzir poder ou autoridade num relacionamento amoroso é traí-lo. O filho, por sua dependência, não pode recuar nem se afastar dessa relação. Neste sentido, devemos admitir que os mesmos músculos que vão em busca do amor no gesto de estender os braços adiante estão presentes no gesto de desfechar golpes, apesar de o primeiro movimento ser suave e o segundo ser duro e explosivo. Suprimir o impulso de golpear por raiva imobiliza os dois movimentos, deixa a pessoa num estado de contração, de imobilização como se estivesse congelada.

A incapacidade para exprimir raiva faz com que os músculos permaneçam tensos e contraídos. Com o tempo, acabam ficando duros e rígidos.

Pode ser que ainda exista amor no coração mas o impulso de ir em busca dessa satisfação amorosa não consegue atravessar a barreira da musculatura tensa e contraída, de modo que a superfície do corpo continua fria. (Há uma expressão que identifica essa dinâmica: "mãos frias, coração quente".) Se essa barreira fosse absoluta a pessoa até poderia morrer porque é impossível viver sem alguma forma de amor. Mesmo os nazistas mais malignos tinham algum contato positivo com outros nazistas e sentiam alguma forma de amor por Hitler. Mas, afora essas limitadas expressões de amor, sentiam muito ódio. A dinâmica que existe por trás desse ódio está ilustrada pela Figura 4.

Fig. 4. O bloqueio do amor. O impulso para o amor que vem do coração fica bloqueado pela superfície muscular tensa e contraída, impedindo o impulso de atingir a superfície.

O indivíduo não está consciente dessa dinâmica nem reconhece a presença do ódio associado a uma traição do amor que sentiu no início da vida. Da mesma forma, ele não entende que parte desse amor, conquanto menor, ainda está vivo em seu coração. O ódio pode ser removido e o amor reativado pela mobilização da raiva aprisionada nos músculos tensos do corpo. A tensão nos músculos dos braços e alto das costas retém a raiva que seria manifesta como socos e golpes. A tensão dos músculos do mento contém a raiva que apareceria como mordidas, impulso que muitos bebês e crianças sentem quando os pais são frustrantes. As pernas são outro lugar em que a raiva se localiza, quando não foi descarregada com chutes que seriam a resposta da criança ao pai ou à mãe que tratou da parte de baixo do corpo do filho com descaso ao limpá-lo ou ensiná-lo a usar o banheiro.

Um outro aspecto deste problema merece uma explicação. Na Figura 5, o impulso para amar pode ser suficientemente forte para atravessar o sistema muscular duro e tenso mas, a meio caminho, talvez seja distorcido e apareça como sadismo.[8] No sadismo, a pessoa machuca o ser amado não por raiva mas por amor. Muitos sobreviventes da crueldade nazista descreveram a Wilhelm Reich uma expressão na fisionomia de seus torturadores que só podia ser chamada de apelo por amor e compreensão. Era como se esses sádicos fossem também pessoas torturadas que tentavam se soltar de seu tormento torturando outros. Esse olhar para os sobreviventes, era mais terrível do que o próprio tratamento recebido.

Com esta análise das vicissitudes do amor, estamos em condição de entender o seguinte caso, que ilustra os estresses e confusões que podem surgir num casamento que, segundo todas as mostras externas, parece estável e seguro.

Fig. 5. A transmutação de ódio em sadismo.

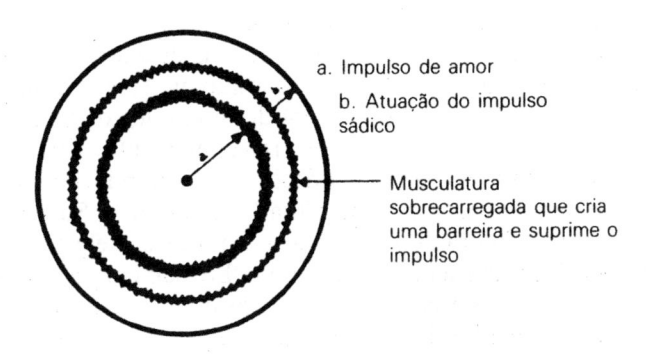

a. Impulso de amor

b. Atuação do impulso sádico

Musculatura sobrecarregada que cria uma barreira e suprime o impulso

Um homem de cinqüenta e poucos anos, chamado John, veio fazer uma consulta porque estava com problemas emocionais. Nos últimos trinta anos seu relacionamento sexual com a esposa vinha piorando cada vez mais. Apesar de terem uma cama comum, faziam amor no máximo uma vez por mês. Ao longo dos 35 anos de seu casamento, John tinha trabalhado duro para consolidar um empreendimento bem-sucedido e, naquela altura, já era financeiramente independente. Ele e a esposa tinham muitos amigos e, num certo nível, apreciavam a companhia um do outro. Teria se contentado em manter sua relação como estava, dizia, embora admitisse que viver assim não lhe trazia atrativos. O destino, porém, tinha interferido na forma de uma moça com quem estava envolvido e que tinha transformado sua vida.

O mero fato de estar com essa mulher o excitava. Gostava de conversar com ela ao telefone e ansiava por vê-la. Normalmente, dizia, era-lhe difícil falar de coisas sem importância com os conhecidos nas reuniões sociais mas, quando estava com os amigos, poderia ficar falando de tudo e nada durante horas. Ele estava apaixonado por ela? Não sabia, mas achava que sim. E acreditava que ela também o amava. Claro que suas sensações sexuais ficavam muito ativadas na presença dela, muito mais do que alguma vez sentira por sua esposa.

Veio procurar-me porque se sentia dividido. Gostaria de deixar sua esposa e casar-se com sua amante mas dizia que também amava sua mulher e tinha medo de magoá-la. Acrescentou outras razões ainda para essa sua incapacidade de dar um passo: seus amigos se voltariam contra ele e, como essa namorada tinha dois filhos pequenos, ele teria que formar uma nova família, já com sua idade; também duvidava de que seu relacionamento fosse durar. Seu desejo por ela se manteria quando ele ficasse mais velho? Seria ele capaz de satisfazê-la?

Tinha minhas dúvidas de que tais motivos fossem fortes o suficiente para impedir que John desse o passo na direção da mulher que queria. Conforme aprofundamos a questão em sessões subseqüentes, ele revelou que sempre tinha sentido um pouco de medo de sua esposa e que ela havia dominado seu relacionamento. Um dos fatores que tinha contribuído para o declínio de sua relação era a tendência que ela manifestava de humilhá-lo em público. Sua mãe também tinha sido a figura dominante de sua infância e ele admitiu que seu pai também tinha sentido medo dela. Ele não conseguia magoar essas mulheres e se sentia culpado de pensar em causar-lhes alguma dor. Mas também admitia que, em algum nível, sua esposa o menosprezava, e nisso sua amante era muito diferente. Ainda assim, não conseguia dar o passo desejado; por outro lado, não conseguia abrir mão de seu novo amor.

Qual das duas mulheres ele amava, ou será que de fato amava as duas? Eu não tinha muitas dúvidas de que o que ele sentia neste novo relacionamento era amor. Seu coração batia mais forte, pensando ou vendo a mulher que havia despertado sua paixão sexual. Se o amor é o desejo de estar próximo da pessoa amada, então aquilo era amor. Sua esposa não evocava nele a mesma resposta, e no entanto era completamente crível que ele nutrisse sentimentos positivos a seu respeito. Porém, se ele já tinha dito que a amava, duvido que tais palavras tivessem sido muito convincentes, embora eu tenha certeza de que, ao dizer as mesmas palavras para sua amante, elas soavam verdadeiras pela vibração de uma sensação profunda. De que maneira poderemos então explicar o fato de que, ao dizer que amava sua esposa, ele não estava mentindo? Para podermos compreender as causas da doença cardíaca, precisamos entender as complexas emoções do coração humano.

Os psiquiatras utilizam o termo *ambivalente* para descrever uma pessoa que experimenta duas sensações opostas, ao mesmo tempo. John era ambivalente em relação à esposa. Ele queria deixá-la e, ao mesmo tempo, ficar com ela. O efeito da ambivalência é paralisar a ação. É impossível à pessoa mover-se se for impelida em direções opostas ao mesmo tempo. Se a ambivalência persistir, cria um estresse emocional tremendo, perigoso para o coração.

De que modo é possível ficar-se preso num relacionamento amoródio? Quando o relacionamento amoroso azeda, como às vezes acontece, a reação saudável é terminá-lo e ir embora. Mas essa reação pode ser bloqueada quando a culpa intervém. John tinha culpa de deixar a mulher por causa de outra. A noção de que talvez a magoaria assombrava-o muito e entrava em conflito com o que pensava ser justo para ele fazer. Era-lhe mais fácil dispensar a idéia de que poderia ir em busca do amor por outra mulher do que aceitar a idéia de que estava com raiva da esposa por tê-lo dominado, humilhado e demonstrado muito pouco do precioso interesse sexual. Ao suprimir sua raiva, havia dado os primeiros passos para que seu amor se tornasse ódio. Uma vez porém que não conseguia admitir seu ódio pela esposa, nem a raiva que sentia dela, a culpa aumentava. No geral, a culpa decorre da surpresa de sensações que o superego julga erradas. Está na raiz de todas as atitudes ambivalentes e impede que o conflito seja resolvido.

Os psiquiatras trabalham o tempo todo com o sentimento de culpa em seus pacientes. Todo estado de tensão no corpo está associado a uma certa medida de culpa. Na ausência de culpa, todos nos sentiríamos dignos de amor, independente do fato de nossas condutas não serem sempre consideradas aceitáveis. Seríamos capazes de dizer: "Sou quem sou e aceito a mim mesmo". A culpa é um julgamento que fazemos, avaliando que algo em nós está errado, que não temos mérito para recebermos amor a menos que o conquistemos por meio de atos corretos. Sentir raiva de quem nos magoou e odiar quem nos traiu em nosso amor não nos torna errados. Uma vez que essas são reações biologicamente naturais, devem ser consideradas justas do ponto de vista moral. As crianças, no entanto, dependentes como são dos pais e de outros adultos, podem ser vítimas fáceis da lavagem cerebral e forçadas a crer em outras coisas. Se a criança não se sente amada, presume que deve ter feito algo errado pois é inconcebível a uma criança pequena que sua mãe e pai, que lhe deram vida, não a amem. Quando a criança começa a duvidar de si mesma, não é difícil aos pais convencerem-se de que é má, por alimentar raiva ou outras sensações negativas a respeito deles. Se, comportando-se direitinho, ela conquista amor, a criança fará qualquer coisa a seu alcance para ser boa, inclusive a supressão dos "maus" sentimentos. Nessa medida, a culpa a deixará presa num padrão vitalício segundo o qual negará as sensações negativas e hostis com respeito às pessoas que supostamente deve amar. A contenção inconsciente dessas sensações produz um estado de tensão nos músculos, especialmente nos do alto das costas.

Uma outra dimensão da sensação de culpa, ilustrada neste caso de John, é sua relação com a sexualidade. John sentia culpa por estar sexualmente envolvido com uma mulher mais jovem. Criado na crença de que adultério é pecado, não conseguia aceitar inteiramente que a sexualidade é uma expressão de amor. Contudo, a excitação sexual pode penetrar pelo corpo todo a ponto de tocar inclusive o coração. Quando isso acontece, o contato de dois corpos em qualquer parte tem uma qualidade erótica, embora a carga seja mais intensa nas zonas eróticas. Quanto mais partes do corpo participarem da descarga da excitação, mais aumentam o prazer e a satisfação do orgasmo. Havendo uma participação total do corpo, acontece o orgasmo completo, que toca inclusive o coração. Esse orgasmo aproxima-se do êxtase.

Essa, infelizmente, é uma experiência rara. Para a maioria dos homens, o clímax sexual é limitado à ejaculação. Para a maioria das mulheres, o clímax nem ocorre. Quando ocorre, também se limita ao clitóris. Os clímax variam e é razoável caracterizá-los como "de coração aberto", "frio", ou "desligado".* Essa descrição de como as pessoas reagem ao sexo também se aplica a outras atividades. No mundo atual dos negócios, a cabeça é mais importante do que o coração. Não nos entregamos de peito aberto ao trabalho que fazemos que, na maioria dos casos, não é uma atividade feita com amor. O que tem o coração a ver com ganhar dinheiro? Quando o trabalho era uma atividade física intensa, havia maior compromisso de nosso ser em sua realização. Envolver-se emocionalmente num negócio é a estratégia infalível para perder. Na realidade, o que fizemos foi isolar os três principais segmentos de nossos corpos e personalidades. A cabeça e os genitais não têm nada a ver com o coração ou

---

* No original, a sentença é: "(...) and it is fair to characterize them as full-hearted, half-hearted, or with very little heart." O autor se utiliza do termo "heart" (coração) para descrever, literalmente, algumas qualidades de reação orgásmica, e como não as temos equivalentes em português, optamos pela tradução de seu sentido geral (NT).

entre si. A cabeça serve para ganhar dinheiro, os genitais para fazer iupi! e o coração — coitado — perdeu sua ligação com o mundo porque ficou isolado da cabeça e dos genitais.

As tensões nos sistemas musculares voluntários estão sob o controle do ego que, muitas vezes, contraria o desejo do coração e cria uma oposição entre a cabeça e o coração. Temendo a rejeição, a pessoa pára de ir em busca do outro com as mãos para tocá-lo, com os braços para abraçá-lo, com os lábios para beijá-lo, com a boca para sugá-lo (como faz o bebê), com os olhos para vê-lo. Tais movimentos estão restritos, ou são inibidos, por tensões na cintura escapular, no pescoço, no mento. Como vimos, a tensão nos ombros deriva da necessidade de suprimir o impulso de dar socos num momento de raiva ou ira. Expressões faciais em que a boca fica tensa e os lábios finos significam desconfiança e a desaprovação dos afetos manifestos; o maxilar contraído denota determinação de não ceder ao anseio amoroso, à necessidade de estar próximo e de entrar em contato, por medo de ter uma decepção ou de ser rejeitado.

Ocorre um fenômeno semelhante na metade inferior do corpo, causado por um anel de tensão em torno da pelve. Esta é uma tensão que se desenvolve cedo na vida, com base em experiências de vergonha, medo e culpa pelas sensações sexuais e a manifestação das mesmas. Discutiremos este problema mais extensamente no próximo capítulo. Basta dizer, agora, que a criança aprende que pode sofrer muito se se entregar a seus desejos e impulsos sexuais. Não pode impedir que aconteça a excitação sexual porque ela se dá num nível aquém do controle consciente. Mas, pode bloquear a entrega de seu ser mais íntimo ao calor da paixão, que seria a verdadeira entrega ao amor. Esse bloqueio é efetivado pelas espasticidades musculares que se localizam na região lombar das costas e na pelve, assim impedindo que o fluxo descendente de excitação entre pelo abdômen e atinja os genitais. Assim que isso acontecer, o sexo não terá mais ligação com o coração, da mesma forma como o coração já não tem com a mente.

A unidade do corpo é mantida em nível biológico profundo; a cisão acima descrita afeta nossa dimensão consciente, destruindo a sensação de unicidade, de integração, de totalidade. Nessa situação, a consciência do si mesmo está confinada à cabeça, sede do ego. O "eu" que reside no cérebro ainda possui coração e genitais mas não se identifica com estes porque, quando a pessoa vive na cabeça, o corpo é considerado um instrumento do ego, do eu. Diante destas circunstâncias, a atividade sexual se torna um desempenho destinado a demonstrar proezas masculinas ou femininas. Não é vivenciada como uma expressão de amor.

Fig. 6. A divisão funcional do corpo, que isola a cabeça.

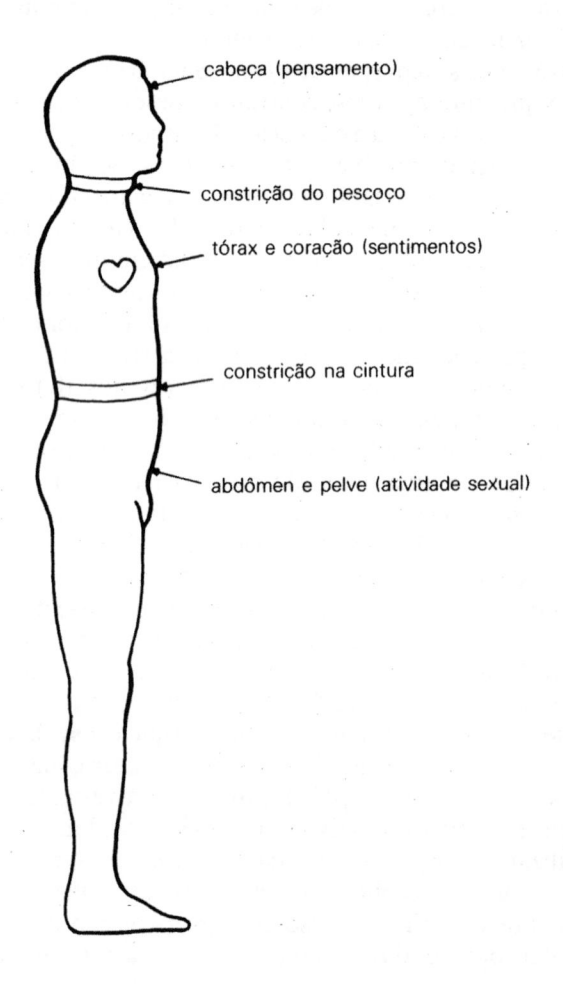

cabeça (pensamento)

constrição do pescoço

tórax e coração (sentimentos)

constrição na cintura

abdômen e pelve (atividade sexual)

Essa divisão funcional da unidade do corpo, ilustrada pela Figura 6, destaca a percepção consciente da cabeça e suas funções das sensações no coração e da atividade sexual nos genitais. A separação destes três aspectos da personalidade ocorre por meio de uma constrição nos segmentos de passagem e interligação: pescoço (que liga cabeça e tórax) e cintura (que liga tórax e pelve).

O efeito surtido por estas divisões é o de isolar o coração. O mesmo fica preso dentro da caixa torácica, que serve como custódia protetora. Ninguém consegue alcançá-lo e, assim, não se pode machucá-lo. Como, porém, fenecerá o coração assim tão distante do mundo, essa situação terá drásticas conseqüências para a saúde cardíaca.

A pulsação do coração e das artérias é uma das forças que serve para unificar o corpo em nível inconsciente. Essa função é assumida em nível consciente pela respiração que também é uma atividade pulsátil. Os movimentos respiratórios formam ondas que atravessam o corpo de uma extremidade a outra. A inspiração começa no baixo-ventre e procede em sentido ascendente, até a cabeça, onde a expiração flui em sentido inverso. Quando essas ondas não são obstruídas por anéis de tensão no corpo, *sentimo-nos* da cabeça aos pés. Apesar de o diafragma ser o principal músculo respiratório, somos realmente capazes de respirar com o corpo todo. Em condições normais, essa respiração é profunda, plena e fácil. Tensões musculares como as acima descritas, porém, restringem a respiração a um ou dois segmentos do corpo. Por exemplo, há muitas pessoas que respiram com pouca participação do tórax ou abdômen. Trata-se aí de uma respiração relativamente superficial. Há quem respire com o peito e tem então o abdômen tenso e liso, com muito poucos movimentos respiratórios na inspiração e na expiração. Outros respiram com o diafragma e o abdômen, enquanto o peito continua rígido e imóvel. Estes padrões, quando sob pressão, ficam mais acentuados e, em geral, causam incômodos. Como veremos a seguir, essas modalidades de respiração podem prejudicar o coração.

Capítulo 2
SEXO E CORAÇÃO

Que a atividade sexual tem um efeito poderoso sobre o coração é algo que não se pode negar. A maioria dos adultos já sentiu como se acelera o ritmo dos batimentos no momento do clímax. Masters e Johnson[1] registraram ritmos de até 130 batidas por minuto. Pode-se pensar que um ritmo tão acelerado seja devido à desgastante atividade física do coito mas não há nada desgastante a respeito de fazer amor. Não sendo normalmente uma situação de conflito, está isenta de estresse. Portanto, o aumento do ritmo cardíaco deve ser devido ao alto nível de excitação que acontece logo antes do orgasmo e enquanto ele dura. Uma vez que qualquer nível elevado de excitação emocional aumenta o número de batimentos, essa é uma reação perfeitamente normal. Se o ritmo cardíaco não aumentar no momento do clímax, indica que o nível de excitação no momento da descarga estava baixo e se limitou aos genitais. É claro que se a pessoa não chega ao orgasmo durante a relação sexual o coração não irá reagir dessa maneira.

As pesquisas sugerem que não conseguir atingir o clímax ou não experimentar a satisfação emocional com sexo são experiências capazes de exercer um efeito deletério sobre o coração. Um estudo comparou as vidas sexuais de 100 mulheres, entre 40 e 60 anos, hospitalizadas por causa de infarto agudo do miocárdio, com as de um grupo controle, com 100 mulheres da mesma faixa etária, hospitalizadas por outros motivos. Constatou-se frigidez e insatisfação sexual em 65% das pacientes coronárias, contra 24% no grupo controle. Estes resultados são estatisticamente significativos e indicam que uma ausência de satisfação sexual deve ser considerada fator de risco para doenças cardíacas em mulheres.

Abramov[2] aceitou a definição de frigidez como "incapacidade parcial ou completa de chegar ao orgasmo". Classificou como frígidas as mulheres que (1) nunca sentem prazer com relações sexuais, (2) sentem prazer com o coito mas não chegam ao orgasmo, sentindo-se por isso desapontadas e emocionalmente insatisfeitas, (3) tiveram orgasmos em alguma época de sua vida mas nos últimos tempos não sentiam prazer com o coito nem chegavam ao orgasmo por causa da enfermidade ou impotência do marido.

Já que existe uma relação direta entre sexo e o coração nas mulheres, não poderia existir o mesmo com os homens? Sem dúvida o problema é diferente: a incidência de infartos agudos do miocárdio em homens é muito mais expressiva que em mulheres, ao passo que a incapacidade de chegar ao clímax é uma condição relativamente rara. Não obstante, existem entre eles disfunções sexuais, que em geral assumem a forma de impotência, ou seja de uma incapacidade para ter uma ereção ou para sustentá-la, durante a penetração. Da mesma forma que a frigidez dissipa o prazer sexual da mulher, a impotência limita o prazer do sexo para o homem. Nessa medida, é razoável perguntarmos se a impotência teria alguma relação com doenças cardíacas.

Wahrer e Burchell pesquisaram 131 homens, entre 31 e 86 anos, com o objetivo de constatar disfunções sexuais; os sujeitos tinham sido hospitalizados após ataques cardíacos. Dois terços da amostra revelaram a presença de problemas sexuais significativos nas semanas ou meses imediatamente anteriores ao ataque. Os autores da pesquisa relatam que 64% dos mesmos eram impotentes, 28% tinham um decréscimo significativo (50%) de freqüência sexual, e 8% sofriam de ejaculação precoce.[3] Não se considerava impotência uma ou duas tentativas malsucedidas, somente semanas ou meses de fracassos consecutivos. A ejaculação precoce era assim considerada quando do o paciente achava que tinha chegado ao orgasmo rápido demais para sua satisfação ou da parceira. Embora não existam índices atuais sobre a incidência de disfunções sexuais masculinas na população em geral, os autores acreditam que estes resultados estiveram mais altos do que a média.

No caso de existir uma associação entre disfunção sexual e doença cardíaca coronariana, como sugere este estudo, esse elo é direto e causal? Não há dúvida de que a disfunção sexual rebaixa a auto-estima do homem e o coloca sob pressão. Certa mulher disse que seu marido "ficava muito transtornado, xingava, ficava andando enfurecido pelo aposento, ficava rubro, dava socos na mobília, e até tinha quebrado uns vasos, por não ter conseguido."[4] Essas explosões de ira podem facilmente elevar a pressão sanguínea do sujeito. A maioria, porém, simplesmente recua e se culpa. Estariam estes homens submetendo seus corações ao mesmo nível de risco? A resposta é sim, pois, como veremos, é a plenitude da descarga que garante a saúde do coração.

Essa discussão poderá nos ser de maior utilidade se, como critério de resposta sexual satisfatória nos homens, utilizarmos sua satisfação emocional e não sua capacidade ejaculatória. Nem todos os homens que ejaculam ou atingem o clímax estão emocionalmente satisfeitos. Embora ejacule, o homem pode se sentir sexualmente frustrado, tanto quanto a mulher. Os homens que ejaculam logo antes ou após a penetração geralmente se sentem insatisfeitos. Outros, mesmo que sejam capazes de sustentar uma ereção durante algum tempo, descobrem que sua ejaculação acontece sem muito ardor. É improvável que se sintam emocionalmente satisfeitos com essa resposta.

Mas até a satisfação emocional não é o critério ideal do sexo saudável. Muitas mulheres relatam uma sensação de carinho e satisfação apenas ao serem abraçadas por um homem. O sexo, para elas, é um meio para sentirem contato e proximidade, satisfazendo uma necessidade que vem desde o início da infância. Para tais mulheres, o ato sexual é menos importante do que a sensação de segurança que a intimidade sexual propicia. Os homens também usam o sexo para outros propósitos que não a expressão de amor. Para muitos deles, trata-se de uma satisfação narcisista através da confirmação de sua masculinidade, independente da qualidade de seu clímax sexual. Atualmente, o mesmo é válido para muitas mulheres que consideram o clímax sexual uma afirmação de sua capacidade de sedução. Mas, quando o sexo está a serviço de propósitos egóicos, deixa o coração frio e alheio. Nestas circunstâncias, o coito não é a feitura do amor mas apenas a atuação teatralizada de muitas sensações e sentimentos misturados a respeito do sexo oposto, incluindo um certo grau de sadismo e desprezo.

Existe, porém, um pouco de amor em praticamente todo ato sexual. Os genitais não ficariam carregados nem intumescidos se o sangue não fluísse do coração — órgão do amor — para os órgãos sexuais. Na maioria dos casos, no entanto, a participação do coração é inconsciente. Funciona como uma bomba, de modo mecânico. Nesse estado, o ato sexual raramente é sincero. A excitação sexual está amortecida e o clímax, se é que existe, é apenas morno.

No capítulo precedente vimos que, para muitas pessoas, a cabeça, o coração e os genitais não funcionam em conjunto. Embóra essa divisão afete todos os aspectos do comportamento individual, em nenhuma área é mais crítica do que no ato sexual. Se um homem de negócios bem-sucedido e competente age como um menininho numa festa em que há muito que se beber, os que estiverem à sua volta talvez sorriam e expliquem que tem necessidade de se soltar. No entanto, quando o mesmo homem é impotente com a esposa, que o domina como sua mãe fez quando era criança, e fica sexualmente excitado diante de mulheres mais jovens, a situação é séria. A promessa de amor inerente a seu casamento cedeu lugar à frustração e à amargura, fatores capazes de terminar em enfermidades graves. Muitas mulheres estão numa situação semelhante. Embora funcionem a nível egóico como profissionais eficientes ou empreendedoras capazes de comandar subordinados, na cama precisam ser tranqüilizadas e não conseguem atingir um clímax natural. Infelizmente, nestes relacionamentos conjugais comprometidos, os filhos sofrem mais do que os adultos e, com o tempo, acabam passando pelo mesmo processo de divisão e dissociação de cabeça, coração e genitais entre si.

Para que um adulto fique satisfeito, todo seu ser — cabeça, coração e genitais — deve estar participando de seus relacionamentos importantes. A satisfação atingida por essa totalidade é experimentada com maior nitidez no tipo de orgasmo que desfruta. Este conceito de satisfação orgásmica foi proposto por Wilhelm Reich em 1924.[5] Ele observou que, entre seus pacientes analíticos, os que alcançavam essa resposta orgásmica total eram curados de seus sintomas neuróticos. Da mesma forma, os pacientes que não conseguiam chegar à entrega total no sexo permaneciam neuróticos. Reich achava também que essa capacidade distinguia as pessoas saudáveis dentro da população em geral. Na época em que formulou tal conceito, Reich era um membro destacado do grupo analítico que orbitava em torno de Freud, em Viena. Apesar disso, seu uso do orgasmo total como critério de saúde mental e emocional foi rejeitado por seus colegas analistas. De que maneira um critério desses poderia ser útil, perguntavam, quando conheciam tantos pacientes neuróticos que não se queixavam de sua vida sexual e que sentiam orgasmos regularmente? Ficou claro para Reich que ele e seus colegas definiam a experiência orgásmica de modos diferentes.

Os analistas rotulavam toda descarga das mulheres, conquanto mínima, e toda ejaculação, independente dos sentimentos envolvidos, como orgasmo. Muitas pessoas ainda hoje falam de orgasmo do mesmo modo e há muitos sexólogos que defendem sua posição mas, equacionar a experiência do orgasmo com o termo *descarga* é violar uma sensação profunda e íntima de que o orgasmo é algo especial. Reich tinha em mente o tipo de resposta que envolve o corpo todo em ondas de convulsão de prazer. No auge do orgasmo, o ego é tomado de assalto e desaparece sob um mar de sensações. Uma profunda sensação de contentamento, satisfação e bem-estar segue-se a essa reação. À noite, uma pessoa adormeceria logo após este clímax; pela manhã, sentir-se-ia revigorada e cheia de vida. Durante uma resposta orgásmica total, o si-mesmo desaparece numa fusão com o objeto amado. Nessa medida, o amor alcança sua meta final, a união dos opostos. Em muitos casos, existe a sensação de união com o universo pulsando. Essa sensação endossa a idéia de Reich de que no orgasmo a pessoa sente sua identificação com os processos cósmicos. Certa mulher disse que se sentia como uma gota no oceano. Um homem descreveu sua sensação dizendo que parecia estar nas estrelas.

Um de meus pacientes relatou uma experiência semelhante, que aconteceu no dia em que sua namorada anunciou que queria o término de sua relação. Diante dessa notícia, o paciente rompeu em soluços e declarou que a amava. Ela respondeu afetuosamente e fizeram amor. No momento do clímax, a respiração dele se acelerou e aprofundou, sua pelve se moveu em harmonia com sua respiração e com os jatos de sua ejaculação. Ondas de descarga de prazer fluíram por todo seu corpo. Sentia-se uno com sua amante e com o universo. Quando terminaram, ele sentia uma paz e um contentamento profundos. No dia seguinte, percebeu uma sensação incomum. Seu coração estava tão aberto que ele acreditava poder sentir o batimento de outros corações. A experiência era tão satisfatória que desejou repeti-la. Na época de seu depoimento, ele ainda não tinha conseguido realizar seu intento embora ele e a namorada tivessem ficado juntos.

Este é um relato incomum no que tange ao efeito que um orgasmo completo exerce sobre o coração. O paciente disse que, antes desse evento, amava a namorada mas seu amor estava escondido, temendo alguma perda. Sua defesa contra ser magoado era não se entregar de corpo e alma. O estranho foi que a ameaça da perda rompeu a barreira defensiva, dando vazão a muitos anseios e mágoas. Depois que o pior já tinha acontecido, ele não tinha mais nada a perder e pôde ceder por inteiro ao seu amor. Isto não é incomum. Com que freqüência as pessoas sentem em toda a profundidade seu amor depois que perderam a pessoa amada! Quando a estrutura neurótica se parte ao meio, o coração se abre ao amor. Na rendição sexual, o coração está pleno de amor e se abre à totalidade da vida.

Para este paciente, como para tantas outras pessoas que passaram por experiências semelhantes, a satisfação sexual deste nível transcende o orgasmo. É com o que sonhamos quando somos jovens: o êxtase e a satisfação do amor. É uma tragédia da vida que sejam tão poucos os que a experimentam. É ainda mais trágico que muitas pessoas nunca sintam nada parecido. Nosso coração anseia por amor, mas a entrega física que ele exige é por demais assustadora. Não ousamos nos entregar à divina loucura do amor porque nosso ego é por demais inseguro para ceder seu parco controle. Esse controle, nossa defesa contra a possibilidade de mágoa, é efetivado pela tensão muscular, em particular pelo enrijecimento dos músculos do peito que estão próximos do coração. Essa "couraça", como Reich a denominou, nos isola do mundo e reduz a intensidade de nossas interações.

Igualamos o coração ao amor e dissemos que é a sede de Eros. O desejo de contato erótico flui com o sangue, portador de Eros. Conforme notamos, as áreas eróticas do corpo são caracterizadas pela abundância de suprimento sangüíneo. Quando essas duas áreas entram em contato num beijo ou numa relação sexual, a excitação erótica é forte. No entanto, beijar apenas não leva ao orgasmo. A função do beijo é aumentar a excitação, não descarregá-la. A descarga é uma função do movimento. No ato sexual esse movimento acontece em duas fases.

A primeira fase vai do início da penetração até o começo do clímax. Nessa primeira fase, os órgãos genitais estão excitados, isto é, intumescidos com sangue, mas não há excesso de excitação a ser descarregada. Os parceiros intensificam a excitação pela fricção do pênis nos pequenos lábios, enquanto a pelve do homem se projeta para frente e a da mulher se adianta para recebê-lo. Quando se afastam sem porém se separar, os pequenos lábios, como o nome indica, sugam o pênis. Nesta fase, os movimentos são voluntários e controlados. A respiração é profunda e regular. A excitação cresce na pelve e nos órgãos genitais, até não poder ser mais contida. Nesse momento, a segunda fase se inicia e leva ao orgasmo: há uma profunda soltura enquanto a descarga acontece, o que muitas vezes é acompanhado por suspiros ou gemidos, pois uma poderosa onda expiratória atravessa o corpo todo. Movida por essa onda, a pelve vai espontaneamente para frente e o orgasmo está a caminho. A pelve pode produzir uma série de movimentos involuntários, às vezes com muita rapidez, às vezes mais devagar, no ritmo da respiração. No homem, a ejaculação acontece nesse momento e faz parte da descarga. Em homens mais velhos, nos quais a emissão de sêmen não existe mais, a ejaculação fica bastante reduzida a uma pouca quantidade de líqüido seminal, mas a resposta orgásmica convulsiva permanece a mesma.

A satisfação sexual decorre não dos movimentos voluntários, mas dos involuntários. Permitir que estes aconteçam requer a perda do controle. Sendo involuntária, a ejaculação significa uma certa descarga para o homem. A mulher pode viver um clímax equiparável pelas contrações involuntárias dos pequenos lábios. No entanto, embora sejam movimentos importantes, constituem uma resposta limitada, pois que se confinam aos órgãos genitais. Quando os movimentos involuntários incluem a pelve, favorecem uma sensação mais profunda de prazer e satisfação; quando o corpo todo participa, o orgasmo é total. No entanto, se estes movimentos involuntários forem inibidos, a plenitude da descarga será limitada. Essa inibição ocorre em nível inconsciente.

Uma análise da estrutura do corpo mostra que os principais músculos do corpo, os que efetuam movimentos e sustentam a postura ereta, estão ao longo das costas, indo até suas extremidades. O movimento ocorre quando uma carga atravessa a parte de trás do corpo, para cima na direção da cabeça e braços, ou para baixo, em direção da pelve e pernas. O movimento de extensão dos braços em busca de comida ou de abraço ocorre quando esta carga muscular sobe pelas costas. A pelve que avança, no ato sexual, representa a carga que flui costas abaixo. Denominei essa carga, ou fluxo de excitação, de *agressão*. Por outro lado, o fluxo de excitação que vem do coração, e que denominei *anseio*, é vivido como uma onda que escorre pela frente do corpo. (Figura 7).

O fluxo de excitação que sobe pela frente do corpo pode ser vivido como anseio, com os lábios se projetando como os de um bebê que busca o seio da mãe. A sensação fica mais intensa se os braços se estenderem à frente ao mesmo tempo. O fluxo descendente lembra a sensação de afundar que vem no abdômen quando o elevador começa a descer muito depressa e de repente; é o mesmo que as crianças sentem quando balançam. No sexo também acontece, quando a excitação desce até os genitais na qualidade de uma sensação quente de desmanchar, que vem na boca do estômago.

Não é raro que o fluxo ascendente pelas costas seja vivido como uma onda de raiva. Se for muito forte, subirá até o alto da cabeça e entrará pelos olhos e dentes. Nessa altura, os dentes estarão à mostra e os olhos vidrados de raiva. O fluxo descendente, por sua vez, é a força que impele a pelve para frente. O fluxo de excitação inunda as nádegas, o soalho pélvico e os genitais.[6]

Na atividade sexual, estes dois componentes têm participação. Sentimos o desejo de proximidade e de contato erótico e o impulso de possuir, de fundirmo-nos com o parceiro. O desejo de contato erótico é terno. O desejo de fusão é forte. A ternura aumenta a ex-

Fig. 7. O fluxo de excitação e sensação no corpo.

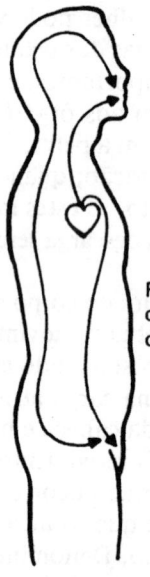

Fluxo de sensação pelas costas agressão (impulso motor para extensão, para bater, para se aproximar ou se afastar).

Fluxo de sensação pela frente do corpo = anseio (desejo de contato).

citação e o impulso agressivo procura descarregá-la. Não há nada sádico neste impulso de descarga. Sem ele, não haveria satisfação. Sem Eros, porém, o componente terno, haveria pouca excitação a ser descarregada e a atividade sexual seria destituída de um prazer real.

Na personalidade dividida, a ternura está associada à criança interior, enquanto o impulso agressivo está ligado ao ego adulto. Essa pessoa pode experimentar ou a ternura ou a agressão, mas não as duas sensações ao mesmo tempo. Quando os aspectos pueris dominam a personalidade, a pessoa pode mostrar-se terna, sensível, até sensual, mas terá pouco ou nenhum impulso para chegar à descarga e à satisfação. No clímax sexual, caso ocorra, haverá o prazer mas não a urgência. Pode acontecer até uma certa tristeza, uma vez que encerra a proximidade e o contato tão desejados. Para essas pessoas, o contato é mais importante do que a descarga. Em certos casos, o sexo é sustentado durante um prolongado período apenas para manter o contato e o clímax, que não pode ser considerado um orgasmo verdadeiro, é relativamente tênue. O relacionamento destes parceiros pode ser amoroso, mas é infantil e não adulto. Por outro lado, quando os aspectos adultos dominam a personalidade e o comportamento, o impulso de possuir o parceiro e descarregar é tão forte que deixa pouco espaço para a ternura. O sexo passa então à condição de desempenho com pouca sensibilidade e sem nenhuma satisfação real. A ternura é uma função da suavidade. A personalidade narcisista rígida, que funciona exercitando sua vontade, é fisicamente incapaz de sentir qualquer ternura de verdade. Por ser tão rígida, qualquer excitação sexual que perceba atravessando seu corpo até os genitais cria uma tensão poderosa que é preciso descarregar o mais rápido possível. Para os homens, a ejaculação serve a esse propósito e oferece uma sensação agradável, da mesma forma que qualquer alívio de um estado de tensão ou dor. Mas como não oferece o prazer e a satisfação que verdadeiramente o sexo pode proporcionar, deixa o homem frio em seus sentimentos pela parceira. O problema básico é o temor que o homem sente de se entregar por completo à mulher. O medo é inconsciente mas prontamente percebido nos enrijecimentos corporais que bloqueiam os movimentos convulsivos naturais do orgasmo.

O temor de se entregar à mulher é mais característico nos "machos" que identificam sua masculinidade com a potência eretiva. Reich observou que

uma severa perturbação da genitalidade... era especialmente verdadeira naqueles homens que mais faziam a propaganda de suas conquistas sexuais e que mais alardeavam quantas vezes "conseguiam" numa noite. Não havia dúvida de que tinham potência eretiva mas sua ejaculação era acompanhada por pouco ou nenhum prazer, ou até o oposto, por nojo e sensações desagradáveis.[7]

Outros homens têm uma atitude masoquista que também afeta sua resposta sexual ou orgásmica. Este consideravam como seu papel sexual ajudar a parceira a alcançar o clímax. Como disse certo homem: "Eu tenho tesão quando a mulher goza". Seu próprio orgasmo era relativamente frio e fraco. A excitação que sentia inicialmente se esvaía pela necessidade de inibir sua descarga para que pudesse "estar lá" para a mulher.

O temor masculino de se entregar à mulher tem suas raízes no relacionamento inicial de sua vida, com a mãe. Ceder ao seu desejo pela mulher torna-o vulnerável à rejeição e ao abandono, já vividos quando muito pequeno. Sua defesa é conter aquelas sensações e manter uma certa sensação de segurança através de negações e enrijecimentos. Só pode permitir a emergência de poderosas sensações genitais se estiverem dissociadas de seu coração. O sexo sem amor dá a este homem uma sensação de poder que lhe permite negar seu medo das mulheres mas sexo sem amor não é agradável nem satisfatório.

De muitos modos, os problemas sexuais de uma mulher são o

oposto dos do homem, mas têm o mesmo efeito sobre sua potência orgásmica.

A resposta orgástica feminina, quando plena e completa, é exatamente a mesma do homem quanto aos movimentos convulsivos, à descarga total da excitação, e às sensações de prazer, satisfação e realização. Esse tipo de resposta depende de sua capacidade de entregar-se por inteiro ao seu amor pelo homem, o que se torna difícil se não impossível, quando ela abriga sentimentos suprimidos de raiva pelos homens, a maior parte da qual deriva de seu vínculo com o pai. Marie Robinson[8] demonstrou que aceitar e expressar essas sensações suprimidas de raiva permitiram a muitas mulheres "frígidas" chegar ao clímax, no ato sexual.

Uma de minhas pacientes tinha sempre cedido aos desejos do marido, em termos de sua vida sexual, fossem quais fossem seus sentimentos e sensações. Quando essa temática emergiu em sua terapia, estimulei-a a manifestar seus próprios sentimentos. Ela retornou na outra sessão e disse: "Disse não ao meu marido pela primeira vez. No dia seguinte me surpreendi sentindo um desejo poderoso de união sexual e, quando tivemos relação, senti o orgasmo".

Para os homens, o ato de amor é raramente vivido como submissão. Em vez disso, os homens resistem tendo poder ou mantendo-se no controle, e as duas atitudes são meios de defesa contra sua vulnerabilidade e impotência. Negando esses sentimentos, negam seu medo do abandono. Claro que não podem se proteger por muito tempo com esses jogos de poder, pois dessa forma enfraquecem as bases de sua relação e terminam perdendo o amor que justamente temiam perder. Quando isso acontece, sua impotência, vulnerabilidade e mágoa vêm à tona e o poder que pensavam ter se revela uma ilusão.

Em última análise, entregar-se ao amor não é entregar-se a outra pessoa mas sim render-se a si mesmo, ao próprio coração e ao próprio desejo de amor. Assim proceder, entretanto, é algo que leva todos os sentimentos da pessoa de roldão. Quando o ego cede sua hegemonia, desiste do controle do corpo e de suas sensações. Deve aceitar o medo do abandono, a dor da perda, a raiva da traição. Deve aceitar também a si mesmo como impotente diante de todos os principais eventos da vida: nascimento, amor, enfermidade e morte. Mas nossa impotência nestas áreas não nos deixa destituídos de todos os recursos. A natureza dotou os seres humanos de meios para reagir e responder a insultos e traumas. Nossos corpos têm a capacidade de se curar, assim como nossos espíritos. Podemos chorar quando nos sentirmos magoados, sentir raiva quando formos traídos, lutar ou fugir quando ameaçados. Tais respostas mantêm nossa integridade para que possamos lidar eficientemente com as vicissitudes da vida. Somente quando bloqueadas tais reações é que nos tornamos deficientes. Os bloqueios ocorrem na infância e são causados pelas mesmas pessoas a quem procuramos para nos proteger e apoiar durante os anos críticos de nossa dependência. No final, devemos nos submeter a esse processo deformante em nome da sobrevivência. Como vimos no Capítulo 1, essa rendição assume a forma de tensões musculares crônicas no peito e pelve que reduzem a mobilidade e a responsabilidade do corpo.

Tais tensões, quando paralisadas na pelve, levam o homem a gozar rápido demais e a mulher, devagar demais, o que impede que aconteça a fusão amorosa, o evento que marca o orgasmo simultâneo. São principalmente tensões e espasticidades nos músculos da região lombar das costas que imobilizam a pelve e impedem que ela execute os movimentos espontâneos do orgasmo. Todos conhecem as queixas de tensão, dor e incômodo nessa parte do corpo e qual seu significado. Uma vez que a pelve gira em cima das duas articulações dos quadris, a tensão nos músculos da coxa, principalmente no quadríceps, também funciona como restrição da mobilidade. Todas essas tensões têm como objetivo específico reduzir a sensibilidade sexual, mas não necessariamente reduzem a excitação nos genitais, que é apenas uma parte da resposta sexual das pessoas. Como conseqüência disso, o ato sexual se torna um ato para aliviar tensões e não uma manifestação de amor.

Diferentemente da tensão no peito, a tensão pélvica não tem relação direta com o medo do abandono, mas sim com os traumas vinculados às primeiras sensações sexuais da criança. Estas surgem entre os 3 e os 6 anos. A criança sente uma forte excitação sexual pelo pai do sexo oposto. Essa excitação é uma resposta corporal total (em outras palavras, uma verdadeira sensação sexual), com muito pouca excitação genital e ausência de interesse pela atividade genital. É típico que, entre os 3 e os 6 anos, haja um período de conflitos com o genitor do mesmo sexo, que muitas vezes tem ciúme quando o outro dá uma atenção especial à criança. Isso ocorre quando os pais usam seus filhos nas lutas pelo poder travadas entre si, pela satisfação de sua própria necessidade narcisista. São muitos os pais que ficam bastante excitados com a admiração e o interesse sexual de suas filhas, o que faz com que se sintam masculinos e compensados pelo menosprezo das esposas. É freqüente que a excitação do pai tenha uma tonalidade sexual, captada pela menina, e que serve para intensificar a carga entre eles. As mães geralmente se comportam de modo semelhante com os filhos. Embora a frase "um menino para você, uma menina para mim" possa parecer engraçadinha, na prática se comprova menos inocente. Aliás, como muitos pacientes perceberam, os pais em geral são inadvertidamente sedutores em relação aos filhos, convidando-os a situações de intimidade emocional e física nas quais as sensações da sexualidade estão apenas mal e mal encobertas. Devemos também reconhecer que uma atividade sexual ostensiva de um tipo ou outro entre pais e filhos não é uma ocorrência rara.

Examinemos agora, com um certo nível de detalhes, o que acontece quando a mãe coloca o filho na difícil posição de favorito ou íntimo. Não surpreende que o menino responda à atenção da mãe sentindo mais desejo e tendo sensações mais intensas, o que o distancia de seu pai, cujo apoio e afeto necessita. Seu ego imaturo acredita que ele é superior ao pai. Por que, então, sua mãe o preferiria? A atitude do menino dá raiva no pai que se volta contra ele e o responsabiliza pela situação. A mãe não pode proteger o filho da hostilidade do pai porque isto só intensificaria o conflito. Além disso, ela tem seus próprios sentimentos de culpa (geralmente inconscientes) e respeito de seu comportamento para com o filho. Frente a frente com essa situação, o menino deseja que o pai morra mas, ao mesmo tempo, fica aterrorizado pela perspectiva de ele terminar matando-o. Freud descreveu esta situação como edipiana porque é paralela à lenda de Édipo que, sem saber, matou o pai e se casou com a mãe.[9] Para o filho, a situação é simplesmente assustadora demais para ser encarada. Como medida de autoproteção, deve eliminar de cena o desejo sexual que tem pela mãe e evitar qualquer confronto com seu pai.

Uma vez que essa dinâmica reduz a potência orgástica do menino, é o mesmo que uma castração psicológica. Eliminar os próprios sentimentos e sensações não é o mesmo que tirar uma idéia da cabeça porque as sensações são os elementos de percepção dos acontecimentos corporais. Para eliminar a sensação, o corpo deve ficar parcialmente imobilizado. A imobilização total é a morte. Como notamos acima, as tensões da região lombar das costas, coxas e pelve servem para reduzir a sensação sexual.

A situação é idêntica para a menina que se veja sexualmente envolvida com o pai, independente de esse envolvimento ser levado até às últimas conseqüências ou não. O triângulo que se desenvolve entre a filha, o pai e a mãe é tão intenso quanto o edipiano. Mãe e filha são rivais e, inconscientemente, cada uma deseja que a a outra estivesse fora do caminho. Mas a menina, apesar de sua posição privilegiada, não pode contar com o apoio de seu pai pois isso seria o mesmo que aumentar o ciúme da mãe. O pai, no ínterim, vê-se imobilizado pelo sentimento de culpa que decorre de seu envolvimento sexual com a filha. Para se proteger, a menina deve eliminar seus sentimentos sexuais pelo pai, o que, até certo ponto, é alcançado com a imobilização, e mais ainda com um anel de tensão em torno da cintura. Esse anel, que rompe a ligação entre as duas metades do corpo, é a resposta feminina típica ao problema, em contraste com o enrijecimento que caracteriza a resposta masculina.

Quando a criança resolve o conflito edipiano eliminando sua sexualidade pelo genitor de sexo oposto, é inevitável que ocorra uma cisão na personalidade que cria um tabu na mente da criança contra entregar-se sexualmente à pessoa que ela mais ama. Já adulta, vai ser difícil amar seu parceiro sexual de todo coração porque esse amor ficou marcado pelo tabu parental. Muitos casamentos vitorianos sofreram uma crise quando os homens se perceberam impotentes para as esposas e plenamente capazes de uma relação sexual normal com a amante ou a prostituta. Alguns vitorianos resolveram esse problema aceitando a prática de ter amantes e concubinas desde que isso não fosse tornado público. Atualmente essa forma de resolução do problema é menos encontradiça porque o duplo padrão está em franco descrédito, mas o tabu ainda persiste num nível mais profundo. São muitos os maridos que fazem sexo com suas esposas mas, no geral, o ato vem sem paixão e, por isso, sem muito amor. O amor que sentem pela esposa vem tingido de dever. Com o tempo, essa rotina sexual perde toda excitação e aparecem os homens impotentes com as esposas.

Discutimos no Capítulo 1 o caso de John, casado e pai de filhos grandes, que se apaixonou por uma mulher mais jovem e descobriu que aquilo que lhe parecia impotência devida à idade desapareceu da noite para o dia, quando aconteceu a paixão pela nova parceira. Também notamos que John alegava amar sua esposa mas ela havia se tornado sua mãe. Desnecessário dizer, não se tem sexo com a própria mãe. A situação de John era trágica e dolorosa, pois ele desejava sentir pela esposa a mesma excitação. Era vítima do tabu do incesto, pois havia resolvido seu conflito edipiano eliminando toda sensação sexual pela mãe.

Para a mulher, o problema adquire uma configuração diversa, mas o resultado é o mesmo. Permanece ligada ao pai, na qualidade de "queridinha do papai" e não pode se dar por completo a outro homem. Embora aceite sexualmente o marido, não tem paixão por ele. Sua resposta se limita a dois papéis: ou é encantadora e sedutora como menininhas sabem ser, ou é a mãe. Estes são os papéis que tinha para interagir com o pai, e provavelmente obteve sucesso. O que não percebe é que, agindo como filha ou mãe de seu marido, torna-lhe impossível vê-la como mulher sexual. É de se espantar que seja tão pequena a satisfação conjugal e que tantos casamentos se desfaçam?

Num sentido geral, é razoável se dizer que as mulheres são mais identificadas com sentimentos de amor e que os homens se identificam mais com as sensações sexuais. Pelo mesmo motivo, o amor não significa invariavelmente sexo para a mulher, enquanto que para o homem, o sexo não significa invariavelmente amor. Quando uma mulher se entrega sexualmente a um homem, ela em geral considera-o um ato de amor mas seu parceiro pode recusar-se a vê-lo dessa forma para evitar o comprometimento que o amor implica. Não é o compromisso em si que ele teme e sim a perspectiva de ficar preso a um relacionamento sexualmente insatisfatório, tal como o que teve com a mãe. Escolher o amor faria dele o filhinho da mamãe, ao passo que o sexo o liberta para ter outras mulheres. A situação, para a mulher, é inversa. Há muito tempo foi eleita a "queridinha do papai", entregando como dote a independência que uma identificação com a sexualidade poderia prover.

Até certo ponto, essa diferença na reação de homens e mulheres vem sendo amenizada pelo movimento de libertação feminino. Mas ainda existe. Desde Eva, a mulher é vista como tentação que causa a perdição do homem. Se ela é seduzida, é por sua culpa. Muitas meninas pequenas são chamadas prostitutas, putas e vadias pelas próprias mães, por responderem ao interesse do pai. Se a menina se senta no colo do pai e ele tem uma ereção, a culpa é dela. É empurrada de lado como se tivesse feito algo terrível. Em decorrência de experiências da infância semelhantes a essa, são muitas as mulheres que sentem uma humilhação profunda diante de suas sensações sexuais. Por sua vez, o menino é raramente humilhado por seu interesse sexual pela mãe. Ela pode dizer que é um menino ruim ou sujo por ter essas sensações mas em geral ela expressa uma certa admiração ou orgulho por sua virilidade potencial. Do pai pode captar uma ameaça implícita de castração, mas até mesmo o fato de ser visto como rival instiga seu interesse pela genitalidade e sua identificação nesse nível. Por isso quando crescido, seu maior medo é o da perda de sua potência eretiva, algo que pode evocar uma sensação de vergonha. As mulheres nunca sofrem desta ansiedade pois quase sempre podem participar do ato sexual. Sua ansiedade é a de serem tidas por "fáceis" se cederem com demasiada facilidade ou se forem muito agressivas sexualmente. No passado, a gravidez ilegítima era para a mulher uma vergonha, e para o homem o sinal de sua virilidade.

Grande parte desse quadro está diferente agora que o duplo padrão foi descartado, que temos a pílula, a possibilidade de abortos e a aceitação das mulheres no universo masculino. Contudo, no processo de conquistar mais independência alargou-se a cisão no seio da personalidade da mulher contemporânea. Agindo mais pelo ego do que pelo coração, ela se tornou mais rígida, mais impelida a vencer na vida, mais vulnerável a ter cardiopatias. Se hoje ela dissocia sexo e amor, isso só pode significar que a criança interna é mais negada, que seu coração está mais distante, que sua satisfação sexual é ainda mais evasiva.

O seguinte caso ilustra alguns dos problemas da mulher moderna. Uma executiva com sessenta e poucos anos, a quem chamaremos Irene, veio para tratamento por causa de uma reação depressiva subseqüente à sua demissão de uma posição privilegiada dentro de uma grande empresa. Precisava de ajuda e sabia disso, não apenas porque havia a depressão mas também devido à presença de vários fatores de risco para uma coronariopatia. Era obesa, fumava demais, e o nível de seu colesterol sangüíneo estava perigosamente elevado.

Estes problemas estavam refletidos no corpo de Irene. Uma vez que tinha um peito muito inflado, sua respiração era deficiente. Em pé, parecia estar suspensa pelos ombros, não apoiada em suas próprias pernas. Seu abdômen e sua pelve eram pesados e flácidos. Ela tentava chupar a barriga para dentro mas o máximo que conseguia era apertar a cintura e, com isso, havia pouca ligação entre seu tórax e sua pelve. Suas pernas eram finas e tinha um problema nos pés que lhe tornava doloroso andar e ficar em pé.

Irene tinha consciência de suas tendências autodestrutivas. Sabia que fumar era prejudicial e tinha tentado parar com hipnose, mas sua eficiência tinha durado muito pouco. Seu médico particular havia comentado que era urgente que perdesse peso mas, a seu ver, era algo impossível fazer uma dieta. Numa sessão admitiu: "Na noite passada saí e comprei biscoitos e sorvete; comi tudo mas não devia ter feito isso." Coitada da Irene! Realmente, estava sedenta de prazer. Tanto física quanto emocionalmente, estava em mau estado.

A abordagem terapêutica da mudança de comportamento é ajudar o paciente a compreender a dinâmica de sua luta interna e expressar as sensações relativas à mesma. Irene estava triste (achava sua vida um fracasso) e dolorida. Estava divorciada há vários anos e tinha criado um filho sozinha. Sua primeira necessidade era sentir sua tristeza e chorar. Em seu esforço para funcionar no mundo moderno dos negócios em pé de igualdade com os homens, havia suprimido a maior parte de seus sentimentos. Isso não era muito difícil de conseguir: ajudei-a a respirar e a fiz depois dar socos na cama e dizer "por que?"; isto trouxe algumas lágrimas à tona. Ficou surpresa de se sentir tão bem depois de chorar. Incentivei-a a dar chutes, em casa, deitada na cama, e a fazê-lo com as pernas esticadas, de barriga para cima. Chutar é protestar, e Irene tinha muito contra o quê protestar.[10]

Irene tinha sido filha única e muito bonita; naturalmente, era o xodó do pai mas ele tinha morrido quando ela estava com 5 anos. Sua mãe lhe disse que ela precisava ser um soldado como o pai, o que, para ela, significava ser forte e conter a tristeza. Numa sessão de terapia ela comentou: "Sempre soube que havia dor dentro de mim. Havia um aperto em minha garganta mas eu não associava isto ao meu coração." No momento em que disse essas palavras estava deitada no divã. Sugeri que estendesse os braços e as mãos e falasse: "Papai, papai". Ao fazê-lo explodiu em soluços. "Segurei essa dor tantos anos", comentou depois. "Não sabia onde colocá-la!"

Esses acontecimentos iniciais moldaram o curso de sua vida e determinaram seu destino. Embora a perda de seu pai em pleno período edipiano tivesse sido um fator importante, outras forças também estavam ativas. Destas, a mais importante era a sensação de culpa que sentia pelas vivências sexuais relativas ao pai. Para ela, a morte tinha vindo como punição por ela haver violado o tabu do incesto, desejando-o. Também sentia medo de sua mãe, a rival ciumenta, contra quem não tinha proteção, já que seu pai se fora. O efeito desses primeiros anos de vida era visível em seu corpo adulto e em seu comportamento. Ela não continuava tentando só ser corajosa como sua mãe havia exigido; ainda havia dissociado sua sexualidade e se esforçava para adquirir auto-estima através de sucessos que a levassem a vencer na vida. Sentia-se obrigada a se segurar apenas pelos esforços de sua vontade. Quebrar, chorar, era ficar de frente a uma profundidade de desespero pela perda do pai que ela não conseguia suportar.

Irene tinha se casado duas vezes e se apaixonara profundamente outras duas vezes. Infelizmente, nenhum dos casamentos tinha sido com homens que amasse; nenhum dos homens que havia amado quis casar-se com ela. Esse roteiro havia sido prescrito pelos acontecimentos de sua infância. Em seu inconsciente, Irene equiparava os homens que amava ao pai, que tinha sido tabu. Uma vez que o tabu continuava influindo no que tangia ao amor profundo, ela se casara com homens que não eram capazes de suscitar nela uma paixão intensa. Seu impulso para ser independente era uma parte importante de sua luta, pois negava e combatia um desejo mais profundo de ser cuidada. Seu receio era que, se se permitisse ser dependente e se se entregasse plenamente a um homem, ele a abandonaria como havia feito seu pai. Em resultado disso, casou-se com homens em quem não podia confiar e que dependiam de seu atendimento. Seu primeiro marido era incapaz de ficar num emprego estável e seu segundo casamento foi com um homem que se tornou maníaco-depressivo e que precisou ser hospitalizado. Enquanto esteve casada com eles, conseguiu preservar sua independência ou pseudo-independência. Mas, ao lhes permitir usá-la, sentiu-se vítima de uma armadilha e deprimida. Segurando-se como fazia, Irene não podia entregar-se ao amor ou ao sexo. Como muitas mulheres, entregava-se sexualmente mas de modo muito submisso, muito passivo. Só raramente é que experimentava um clímax no ato sexual. Sem orgasmo, não se beneficiava da descarga que o sexo favorece.

Quando Irene constatou, pela terapia, que estava sendo usada pelo homem com quem estava então envolvida, sua raiva cresceu. Bateu na cama com a raquete de tênis para dar vazão à raiva por ser traída. Ao mesmo tempo, começou a sentir raiva de todos os homens, os que a tinham usado e os que a tinham deixado. Ficou até mesmo com raiva do pai por ter morrido num momento em que ele era necessário.

A tensão em suas costas e ombros era uma nítida indicação da quantidade de raiva que continha. Ela tinha as costas literalmente erguidas. Ao tomar consciência da presença desse sentimento e ao ter vontade de manifestá-lo ajudou-se muito. Quando deu vazão à raiva, Irene reduziu a culpa e isso permitiu-lhe entregar-se mais plenamente à sua sexualidade.

Irene teve sorte de poder trazer sua raiva à tona antes de ficar gravemente doente. Outro paciente, a quem chamaremos Paul, não teve tanta sorte. Paul veio procurar-me para consulta por causa de sua impotência, sete anos após ter-se divorciado e nove anos após ter sofrido um ataque cardíaco. Na ocasião deste ataque era uma típica personalidade tipo A: competitivo, insistente, exagerado no trabalho, glutão. Fumava, tinha colesterol elevado e sua pressão estava subindo. Trabalhando o tempo todo em dois serviços, tinha chegado ao estado da absoluta exaustão. Como quis seu destino, o ataque aconteceu exatamente quando estava prestes a sair de cena, convencido de que tinha enfim conseguido o que almejava. O estresse de seu trabalho, no entanto, era pequeno quando comparado com o de sua vida doméstica.

Paul descreveu a esposa como uma mulher dominadora que sempre fazia o que queria. Ao longo dos anos, seu relacionamento havia deteriorado progressivamente e o sexo entre eles tinha se tornado ocasional e, depois de mais algum tempo, um arranjo formal sem qualquer entusiasmo. Na época em que teve o ataque raramente tinham uma relação. Não obstante, Paul mantinha-se fiel à esposa. O mais surpreendente é que nunca se masturbava, o que explicava dizendo: "Meu pai me assustou completamente." Mesmo quando fazia amor com a esposa, Paul jamais ejaculava antes que ela tivesse tido um orgasmo. "Tinha de me conter muito tempo", dizia. "Era um mestre na arte de segurar". Foi na etapa final de seu casamento que tornou-se incapaz de manter a ereção.

Para Paul, conter-se era uma necessidade pois sabia que tinha o pavio curto. Havia aprendido isso logo depois de casado. Certa noite, logo depois de ter voltado da guerra, a sogra de Paul, que era alemã, acusou-o de ter matado seus parentes. Paul perdeu a cabeça, foi para cima da sogra e estava quase estrangulando-a quando se deu conta do que estava fazendo. Depois desse incidente, jurou nunca mais perder o controle — e não o perdeu. Apesar de suas muitas discussões com a esposa, jamais explodiu.

Paul descreveu sua relação com os pais da seguinte maneira: "Era próximo de minha mãe e ela me mimou. Minha irmã menor era a favorita de meu pai. Ele e eu nunca fomos amigos e nunca conversamos sobre as coisas. Se eu lhe respondesse, ele me dava um tapa com o dorso da mão até que, quando eu tinha 16 anos, devolvi com um soco. Depois disso, ele nunca mais me bateu. Porém, quando criança, ele costumava me punir regularmente, batendo e amarrando. Ele dizia que estava tentando me tornar homem". Num certo sentido, seu pai conseguiu o que queria. Paul praticava todos os esportes competitivos, pescava e caçava. Durante a vida inteira provou que podia ser um durão. Mas ele também tinha um outro lado que havia aprendido a suprimir, um lado doce e suave cheio de vulnerabilidade.

Quando lhe perguntei qual a última vez em que tinha chorado, Paul contou um incidente que havia ocorrido cerca de 20 anos antes. Tinha sido policial assistente em sua cidade natal. Certo dia tinha sido chamado para atender um acidente de carro em que duas criancinhas estavam muito feridas. A visão da dor naqueles inocentes trouxe-lhe lágrimas aos olhos. Lembrava-se de ter chorado também quando lhe deram a notícia da morte de sua mãe e, quando garoto num acampamento, entrar sozinho na mata o fez chorar. Era uma criança infeliz e, mesmo adulto, a infelicidade de crianças pequenas era capaz de deixá-lo triste.

O conflito de Paul era entre duas metades de sua personalidade: o exterior durão e masculino, e o interior suave, infantil e triste. Olhando-o, ele parecia autoconfiante e descontraído. No entanto, quando deixava seu sorriso fácil de lado, seu rosto se ensombrecia de tristeza e seus olhos expressavam uma raiva assassina. Quanto a seu corpo, era bem constituído e musculoso mas tinha um abdômen saliente que queria perder. Bolsas de gordura em torno de sua pelve sugeriam um aspecto feminino em sua personalidade. Sua pelve era tensa e retraída. A metade de cima de seu corpo parecia forte e a de baixo, fraca. Essa divisão entre as metades superior e inferior do corpo é muito comum nos homens que acham que têm de ser machos. Mas essa própria necessidade de projetar uma imagem viril decorre de uma sensação interior de inadequação. A verdadeira virilidade está na identificação do homem com suas sensações sexuais e não com seus desempenhos na cama.

A virilidade de Paul tinha sido abalada por seu pai, cujo tratamento dispensado ao filho pequeno era uma verdadeira castração psicológica. Era esse o significado da tendência a uma configuração pélvica feminina. O trauma mais sério, porém, tinha sido a traição de sua mãe. Não se pode levantar todas as razões pelas quais ela deixou de apoiá-lo e protegê-lo do pai, mas uma delas era sua sensação de culpa pelo relacionamento de sedução com Paul. Ele mesmo não tinha noção de que sua proximidade da mãe havia provocado o ciúme no pai e sua ira, e que sua mãe havia utilizado o filho contra o marido. Embora Paul sentisse muita raiva do pai pelos espancamentos humilhantes que havia sofrido em suas mãos, tinha mais raiva ainda de sua mãe. O ataque assassino contra sua sogra só pode ser entendido como projeção de uma enorme e reprimida raiva de sua mãe, por sua sedução e tradição. Mas Paul nunca poderia manifestar diretamente sua raiva da mãe porque se sentia culpado pelo interesse sexual que tinha por ela. A culpa também fazia com que negasse seu ódio. Apesar disso, num nível profundo, continuava amando-a. Dessa forma, com John, cujo caso discutimos no Capítulo 1, Paul tornou-se vítima de uma ambivalência amor-ódio.

Com o tempo, transferiu para a esposa todos os sentimentos ambivalentes que tinha pela mãe; sua mulher o dominava da mesma forma que sua mãe e era-lhe sexualmente submisso. Como deve ter odiado sua esposa! Ele, no entanto, continha e negava seu ódio assim como a tristeza e a dor que tinha pela perda do amor. Com o passar do tempo, a culpa tornou-o impotente. No fim, foram a mágoa que sentia e a raiva que tinha suprimido os fatores responsáveis por seu ataque cardíaco.

Neste capítulo, enfatizamos a importância da sexualidade saudável na prevenção de ataques cardíacos, na medida em que mantém o tórax descontraído e em que permite uma descarga natural para a tensão que se acumula no peito em virtude de uma existência competitiva. O orgasmo é como um renascimento, ou, num nível mais literal, um rejuvenescimento. Não só os músculos se suavizam e relaxam, como essa descontração atinge os tecidos mais profundos do corpo, incluindo as artérias.

Um orgasmo completo, que deixa o corpo completamente realizado e satisfeito, calmo e contente, é um movimento convulsivo em que a pelve balança involuntariamente para frente e para trás ao ritmo da respiração. Quando a pessoa soluça profundamente acontecem os mesmos movimentos convulsivos. Cada soluço é um pulsação ou uma onda que flui pelo corpo, levando a pelve para frente, quando a onda atinge o soalho pélvico. O soluço é uma descarga vocal sobreposta à onda expiratória. Entre os soluços ocorrem rápidos movimentos inspiratórios, nos quais a pelve se desloca para trás. No choro profundo, o movimento da pelve é involuntário, como no orgasmo. Essa semelhança entre as duas reações explica em parte por que muitas mulheres desatam a chorar quando sentem o orgasmo. Seu choro é uma manifestação do paraíso encontrado e depois perdido. A convulsão orgásmica abre o caminho para o choro profundo, pois ambas as vivências partilham os mesmos movimentos corporais. Assim, quando a pessoa pode se entregar ao choro profundo e permitir que as ondas de tristeza fluam através de seu corpo, também será capaz de entregar-se aos movimentos convulsivos do orgasmo.

Infelizmente, para a maioria, essa entrega total não é fácil. No próximo capítulo iremos examinar o processo de crescimento dentro da cultura moderna para descobrirmos o porquê disto.

Capítulo 3
NO CORAÇÃO AINDA SOMOS CRIANÇAS

A criança é toda coração.

Provérbio alemão

Assim como o lenhador pode ler a história de uma árvore se fizer uma secção transversal em seu tronco, também é possível ler a história de vida de uma pessoa através de seu corpo. O crescimento do organismo humano, porém, procede por estágios, não por anos. Diferentemente dos anéis de crescimento da árvore, esses estágios não são demarcados de modo tão nítido mas, apesar disso, os reconhecemos porque cada um tem uma qualidade especial: a impotência da primeira infância, a inquisitorialidade da meninice, e assim por diante. Esses estágios são como camadas, cada uma delas permanece viva e funcionando na pessoa adulta, acrescentando alguma qualidade especial ao conjunto todo.

As qualidades de cada estágio ou camada podem ser resumidas da seguinte maneira:

Bebê	idade 0-2	= amor e estado de graça
Criança	idade 3-6	= ludicidade e alegria
Menino ou menina	idade 7-12	= aventuras, desafios
Jovem	idade 13-19	= romance, êxtase
Adulto	idade 20	= responsabilidade, realizações

O crescimento que estamos considerando é o desenvolvimento e a expansão da consciência. Cada camada representa uma apreensão consciente diversa, de si mesma e do mundo. No entanto, a consciência não é uma parte isolada da personalidade, é uma função do organismo todo, um aspecto do corpo vivo. Desenvolve-se em relação ao crescimento do corpo física, emocional e psicologicamente. Depende da experiência, aumenta em profundidade pela aquisição de habilidades e se confirma pelas atividades.

Equiparar as qualidades da consciência aos estágios do crescimento não significa que cada nova dimensão do si-mesmo surja completamente formada, num certo período etário. A ludicidade, de fato, começa na primeira infância mas não se torna uma atividade consciente antes da meninice. Tampouco cessa nessa época. Sendo o crescimento livre e desimpedido, conservamos nossa capacidade de brincar vida afora, embora a ludicidade não seja o modo predominante de comportamento na maturidade como foi na infância. Isto é também verdade para as outras qualidades citadas. A aventura nos instiga pela vida inteira mas, se já adultos, aceitarmos a responsabilidade pela família, pela liderança e por atividades criativas, nosso desejo de aventuras ficará subordinado a nossa papel mais maduro.

Mas, comecemos pelo princípio. O bebê é caracterizado por um forte desejo de ser abraçado e alimentado pela mãe. Esse desejo é uma expressão de seu amor por ela. A proximidade física entre os dois atinge sua máxima intimidade no ato da amamentação, que satisfaz as necessidades biológicas básicas tanto do bebê quanto da mãe. A satisfação da necessidade de contato e alimentação do bebê lhe dá uma sensação de contentamento e júbilo. Todo sentimento de amor adulto decorre dessa camada infantil da personalidade. O desejo de contato íntimo (como encontramos na amamentação, no beijo, no ato sexual com penetração, etc.) determina todas as sensações de amor. Se a pessoa está sintonizada com seu coração, estará ligada ao bebê que existe em seu íntimo. Isto pode explicar por que os bebês conseguem tocar tão facilmente o coração da maioria das pessoas. Na mesma medida em que o indivíduo está distante do bebê que existe em sua personalidade, vê-se impedido de experimentar a plenitude do amor. Isso pode ocorrer com facilidade, como veremos depois, quando o bebê é privado da proximidade e do calor tão necessários.

Quando o bebê se torna criança, a necessidade de proximidade contínua dá lugar à necessidade de investigar o mundo que começa a se lhe abrir, de explorar coisas, pessoas, espaço e tempo para que consiga construir uma imagem da realidade em sua mente. Neste processo, a criança também explora a si mesma em relação ao mundo e desenvolve a noção consciente de quem é. É na meninice que o ego se desenvolve. Torna-se uma estrutura definitiva com mais ou menos 6 a 7 anos. Até então, a realidade não é percebida como algo fixo ou acabado, e a imaginação infantil corre solta. A criança pode brincar de ser pai, mãe, bebê. Em suas brincadeiras de faz-de-conta aprende a sentir a vida. Uma vez que a criança não tem consciência de quaisquer conseqüências sérias em suas brincadeiras, pode entregar-se de coração inteiro a elas, com total inocência. Uma criança cuja primeira infância esteja satisfeita e que agora está livre para brincar sem ser perturbada pelos adultos sente alegria. Se, porém, sua inocência for abalada pela invasão de sensações e preocupações adultas, a alegria prontamente se torna tristeza.

A criança vai com amor em busca de um mundo muito mais amplo que o do bebê, cujo universo está limitado aos adultos imediatamente responsáveis por seu bem-estar. Além da família, a criança tem amigos a quem ama de todo coração. Sabemos que as crianças brincam de casinha, de médico e paciente, e de outras coisas nas quais exploram seus corpos. Uma vez que o sexo é uma das realidades da vida, também ele deve ser explorado nas brincadeiras para que possa ser integrado à compreensão geral que a criança tem do mundo. As crianças têm uma grande excitação com suas brincadeiras sexuais que, embora sejam totalmente inocentes, são em geral condenadas pelos adultos. Ao projetarem seus próprios sentimentos e sensações nas crianças, os adultos introduzem em suas mentes conceitos tais como vergonha e culpa, destruindo assim a alegria que essas atividades sexuais lúdicas podem oferecer. Logo que tomam consciência da sexualidade, é inevitável que as crianças fiquem curiosas a respeito da sexualidade adulta que as cerca. Tanto a menina com o pai, quanto o menino com a mãe, experimentam a excitação da carga sexual. Mas tudo isso ainda é inocente pois serve, essencialmente, para conhecer o mundo. O desejo do garotinho que quer se casar com a mãe ou da menininha que quer casar-se com o pai é uma atividade faz-de-conta. Os pais que levarem tal desejo a sério, seja respondendo ao mesmo, seja desaprovando-o, causam um verdadeiro mal aos filhos. Para estes, os pais sempre são objetos amorosos e isso não impede a presença de sensações sexuais.

Pode-se dizer que a infância acaba quando a criança configura uma imagem coerente de seu mundo pessoal e de si mesma. Depois de dado este passo, ela começa a investigar o mundo mais amplo fora de casa e seu círculo de colegas de lazer. A escola passa a ser um centro secundário de atividades, um lugar para aprender o mundo real e objetivo, em oposição ao mundo predominantemente subjetivo da criança pequena. Os jogos que jovens praticam nessa etapa são reais e suas conseqüências, importantes; esses jogos lhes permitem testar-se uns em relação aos outros e, ao mesmo tempo, ensinam-nos a cooperar em atividades grupais. Conforme as habilidades se refinam, vão se desenvolvendo as hierarquias. Um menino pode ser o melhor corredor, outro o melhor jogador de bola, etc. As meninas atravessam um processo semelhante de formação de escalas. Estes jovens não são mais inocentes mas, dado que não têm o peso das responsabilidades, são livres para desfrutar os desafios e a excitação da pré-adolescência. As amizades também são mais profundas e o amor nelas investido é mais objetivo.

Em nível biológico, a adolescência começa com a maturidade sexual. O fogo que por longo tempo vinha morno agora explode numa chama quente e brilhante. No período edipiano já havia sido intensa mas suas chamas eram combustão de lenho infantil; agora são toras que estão queimando. A paixão pode ser intensa mas, como a maturidade emocional está ainda bem longe, os adolescentes tendem a idealizar o objeto amoroso. Para os adolescentes, a excitação do amor romântico é soberana. O romantismo do jovem combina o desejo de proximidade do bebê, a ludicidade das crianças, e o interesse pela aventura que caracteriza os jovens. O que falta é o senso de responsabilidade pelas conseqüências sérias do amor. Quando a pessoa estiver pronta para assumir essa responsabilidade, terá alcançado o estágio adulto.

O adulto saudável é o total integrado de diferentes estágios: um bebê, no coração; uma criança, na imaginação; um garotinho quanto a seu espírito de aventura; e um rapaz em suas aspirações românticas. Como adulto, também está ciente das conseqüências de suas ações e está preparado para assumir responsabilidade por elas. Contudo, se tiver perdido o contato com as primeiras camadas de sua personalidade, será uma pessoa estéril, compulsiva e rígida cuja responsabilidade representará mais uma obrigação imposta que um desejo natural.

Somente as pessoas realizadas e satisfeitas em cada um dos estágios iniciais chegam na etapa adulta com personalidades integradas. Se um determinado estágio passado não tiver sido satisfeito, resultam fixações que retêm partes da personalidade enquanto o resto se adianta, diminuído, em direção ao próximo estágio. A personalidade se divide: embora num nível a pessoa possa funcionar como adulta, noutro se comporta como bebê ou criança. O exemplo mais dramático dessa cisão que já encontrei foi um homem de quarenta e poucos anos que veio consultar-me porque ainda chupava o dedo polegar. Tinha uma posição de responsabilidade e já tinha filhos grandes mas, em situações de estresse, punha o polegar na boca, ocultando o gesto com a outra mão. Outro exemplo bastante extremo era o de uma moça que, aos vinte quase trinta anos, passava por dificuldades em seu casamento. Vestia-se bem e parecia uma pessoa madura e inteligente mas, quando tirou umas peças de sua roupa, pude observar que seu corpo dava a impressão de ter onze anos. Era tão acentuadamente subdesenvolvido que não espantava que tivesse problemas em seu casamento. A personalidade tem um aspecto duplo: um psicológico e outro físico. Numa pessoa saudável, os dois são congruentes e, quando não o são, isto indica a presença de perturbações no desenvolvimento da personalidade. Quando a pessoa tem um nível intelectual mais avançado do que sua maturidade emocional, parecerá muito sofisticada em suas atitudes mas não terá a profundidade de sensações que fundamenta essa atitude. É difícil encontrarmos o inverso, quando a pessoa é emocionalmente madura mas lhe falta entendimento e bom-senso, porque a maturidade emocional só se desenvolve quando há a compreensão da vida.

O que acontece quando os bebês se vêem privados de amor, apoio, atendimento, quando deles necessitam? Eis um relato de um caso: Jim era um sujeito de 53 anos que veio me consultar por causa de certos problemas que estava tendo numa relação com uma mulher mais jovem. Disse que a amava muito e que ela retribuía seu afeto. No entanto, ela lhe negava o prazer e a satisfação da intimidade sexual. Tinham vivido essa intimidade quando o relacionamento estava no começo, mas nos últimos dois anos não tinha mais existido qualquer atividade sexual entre eles. Jim não conseguia entender por que, já que ela declarava que o amava e que gostava de ficar com ele. Incomodava-o também o compromisso que havia assumido de sustentá-la enquanto ela consolidava sua carreira, o que se mostrava uma responsabilidade dispendiosa embora ele pudesse honrá-la.

Pode-se entender facilmente a razão da ausência de respostas sexuais por parte da companheira de Jim. Ela estava sendo sustentada por um homem consideravelmente mais velho e, apesar de para muitas mulheres não ser problema a implicação de um relacionamento sexual nestas bases, aquela pessoa não conseguia negar o caráter incestuoso da situação. Para ela, Jim era uma figura paterna mas ele não conseguia enxergar o problema sob este ângulo.

Para aconselhar Jim, era preciso entendê-lo. Não havia melhor caminho para isso que estudando seu corpo. Comecei por seu rosto, que tradicionalmente é a parte mais expressiva do corpo. A expressão habitual do rosto de Jim era um sorriso de querubim. Longe do esgar que a amizade fingida esboça, era o sorriso de uma criança. Mas, quando Jim abandonava esse sorriso e deixava seu rosto relaxar, assumia uma expressão de profunda tristeza, um olhar de quase desespero. Ele não permitia que essa expressão emergisse muitas vezes. Aliás, ele nem mesmo a reconhecia como sendo sua. Quando viu seu rosto no espelho com essa expressão triste, disse: "Sou um homem feliz. Todos os meus amigos me consideram uma pessoa contente". Era verdade que ele era uma pessoa que sempre via o melhor lado das coisas. Essa mesma qualidade se refletia em sua voz, que tinha uma altura maior do que a voz masculina normal.

Jim mantinha elevado o estado de humor e o corpo também, ou seja, seus ombros eram altos e seu peito erguido e constantemente cheio. Pela aparência de seu tórax parecia que sofria de enfisema, problema no qual a respiração é difícil e dolorosa porque a excessiva dilatação dos pulmões resultou numa certa destruição do tecido pulmonar. O enfisema vem geralmente na seqüência de um tabagismo pesado, mas Jim não fumava e não tinha nenhum outro sintoma de enfisema. Quando indaguei a respeito de problemas respiratórios, ele disse que, quando criança, tinha sofrido de asma, mas como adulto não tinha mais ataques. Sua respiração porém era superficial, sem praticamente levar o peito a se mexer.

A metade inferior do corpo de Jim parecia fraca e em parte subdesenvolvida. Sua pelve era estreita e havia o mesmo acúmulo de tecido gorduroso em torno dos genitais que vemos nos garotos gordinhos. Suas pernas e pés pareciam fracos demais para lhe dar apoio suficiente. Tudo isso indicava uma profunda insegurança em sua personalidade que ele compensava "empurrando-se para cima" apenas por sua força de vontade. Não era por acaso que seus ombros eram erguidos e que sua voz era aguda. Se ele se deixasse cair, abaixasse seu tom de voz, soltasse os ombros numa postura natural e murchasse o peito, conseguiria aliviar o nível intolerável de tristeza.

O caso de Jim é especialmente pertinente porque era obeso e sofria de alto nível de colesterol, que costumava ficar perto dos 300 mg apesar de tratamento médico e de alterações de dieta. Diante destes fatores de risco e de seu peito sempre cheio, Jim poderia ser um candidato a um ataque cardíaco. Não era, porém, a personalidade A típica, apesar de ser bem-sucedido nos negócios e de ter no geral trabalhado bastante. Era tranqüilo e descansado, em suas atitudes, pelo menos superficialmente, e não parecia estar nem sujeito à falta crônica de tempo, nem à abrasadora necessidade de vencer na vida. Mas dizia que queria ser muito rico em função do que o dinheiro poderia comprar. Mais tarde, na análise, viria a descobrir que assim não poderia comprar o amor de sua namorada, embora conseguisse alcançar uma falsa sensação de segurança.

De onde vinha a insegurança de Jim? Qual era a base de sua tristeza que ele tanto tentava negar? A resposta às duas questões estava em seu corpo, principalmente em seu peito inchado, relacionado à sua asma. Jim disse que seu primeiro ataque tinha ocorrido aos seis meses de idade, embora não se lembrasse dele, nem compreendesse como poderia ter acontecido. Sugeri a Jim que poderia ter sofrido algum trauma nessa época e aconselhei-o a consultar seu pai, que era ainda vivo, para ver se ele poderia esclarecer os eventos então vigentes. Minha hipótese era que tinha sido amamentado por seis meses e depois desmamado e, para ele, isso havia constituído uma perda insuportável de sua mãe. Imaginei que depois deveria ter chorado até a última gota, em vão, e havia sugado ar e contido a respiração para poder sobreviver.

Jim ficou surpreso e impressionado quando pediu ao pai que lhe contasse como tinha sido seu primeiro ano de vida e os acontecimentos que tinham marcado o surgimento de sua asma; soube que tinha sido amamentado por seis meses e depois desmamado porque sua mãe tinha ficado deprimida. Seu pai não se lembrava da reação de Jim ao desmame e nem tinha qualquer consciência de alguma relação entre este fato e o início da asma do filho. Nem todos os bebês reagem tão violentamente ao desmame. Alguns, inclusive, desistem voluntariamente do seio em favor da mamadeira, em geral porque não sentem tanta satisfação e tanta excitação na amamentação. Mas Jim reagiu a esta perda como se ela fosse o fim do mundo. Não é incomum que o seio assuma tal significado para o bebê. A perda do seio se torna então um evento catastrófico ao qual o bebê responde gritando e chorando. O esforço de recuperar esse elo vital continua até que a criança fique esgotada e pare por falta de energia. Neste momento, os músculos torácicos estão tão contraídos que o peito se paralisa nessa posição inflada.

Na qualidade de criança asmática, Jim não participava de atividades atléticas e isso pode ter sido o fator responsável pela falta de desenvolvimento de suas pernas. Em minha opinião, contudo, os fatores emocionais desempenharam uma parte mais significativa. Jim disse que sua mãe era doentia e propensa a depressões e afirmou que, quando criança, sentia ter de cuidar dela. A incapacidade de sua mãe em dar-lhe apoio e o abastecimento de que necessitava forçaram-no a se segurar pela força de vontade, algo que continuou fazendo através da etapa adulta. Soltar-se seria o mesmo que desencadear a sensação de abandono que, aparentemente, havia superado com tanta valentia quando bebê. Conseguiria sobreviver à dor intolerável que havia sentido aos seis meses, quando o seio lhe havia sido retirado? Jim nunca havia feito a pergunta a si mesmo mas seu corpo indicava claramente que ele não poderia se arriscar nesse sentimento. Ficar se empurrando para cima e conter a dor era, porém, outro risco, ou seja, a possibilidade de um ataque cardíaco sério. Dois anos depois, ele realmente teve um ataque do coração após a morte de uma irmã a quem era profundamente ligado.

Existe alguma ligação entre asma e doença cardíaca? Essa é uma ligação que vale a pena pesquisar, principalmente porque uma função respiratória comprometida é comum em todas as vítimas de ataques cardíacos. Há algum tempo fui consultado por um homem de quase 50 anos que sofria de um problema asmático grave. Ele admitia a importância dos fatores emocionais em sua enfermidade e tinha a esperança de que com terapia pudesse melhorar seus problemas. Os exercícios respiratórios que realizou durante a consulta pareceram deixá-lo se sentindo muito melhor. Mas, em virtude de um período iminente de férias, o início da terapia foi adiado por um mês. Jamais retornou. Sua esposa telefonou dizendo que tinha sofrido um ataque cardíaco fatal.

O destino interferiu na vida de Jim, como aliás nas vidas de todos nós, para melhor ou para pior. Quinze anos antes de ter vindo ver-me, Jim tinha sofrido uma grande perda com a morte de sua adorada esposa com quem tinha ficado casado durante vinte anos. Jim ficara arrasado com esse acontecimento e sentira uma agonia tão grande que pensava não poder sobreviver. Sentou-se sozinho em seu quarto durante dias, chorando até murchar o coração. Pensava que precisava viver pelos dois filhos pequenos e essa idéia o sustentou em pé quando achou que não conseguiria mais agüentar a dor. Depois, lentamente, a dor começou a diminuir e ele retomou sua vida normal. Casou-se de novo alguns anos mais tarde mas sua esposa sofria de uma severa depressão e o casamento terminou em divórcio dois anos depois. Quando o conheci, estava envolvido em outro relacionamento insatisfatório, conforme já vimos.

Um outro paciente, uma mulher de 40 anos, chamada Marta, sofria de depressão.[1] Seu corpo, como o de Jim, revelava algumas das razões para tanto. A metade de cima era suspensa por esforço consciente: os ombros levantados e o peito alto e cheio. Seu abdômen e pelve, no entanto, eram tensos e contraídos. As pernas eram rígidas e finas e os músculos estavam tão contraídos que as pernas pareciam palitos. Parecia ter poucas sensações nas pernas que só funcionavam como apoio mecânico. Essa falta de sustentação, que indicava uma profunda sensação de insegurança, só poderia ser entendida por um trauma que sofrera, como Jim, no início mesmo da vida. Tinha passado pela perda da ligação amorosa com sua mãe que, como veremos, aconteceu quando Marta estava com 2 meses de vida. Resultou dessa ruptura a sensação de que sua mãe não a atenderia. Essa insegurança se havia transferido para a terra-mãe, dando margem à sensação de que nem mesmo o chão a sustentaria. Não era de admirar que suas pernas fossem tão subdesenvolvidas. Marta precisava se empurrar para cima pelos ombros porque não conseguia sentir o chão com os pés.

Relatara o seguinte:

Até eu ter dois meses, minha mãe e minha avó me embalavam e amamentavam até eu dormir. Então, um dia, minha mãe decidiu que eu já tinha crescido o suficiente para não precisar mais dessa mordomia. Quando eu chorava, ela me deixava chorando sozinha até eu me esgotar. Eu chorava durante horas. Minha avó ficava maluca mas minha mãe se recusava a deixá-la entrar no quarto para me pegar no colo. Finalmente parei de chorar e minha mãe disse: "Viu?" Abriram a porta e viram que eu estava azul. Eu tinha vomitado e estava me sufocando com o líqüido.

Marta relatou horrores semelhantes de seu primeiro ano de vida, histórias que sua mãe contava com orgulho.

Quando chorar é uma coisa séria o suficiente para representar a ameaça de uma crise de asma ou de sufocação, não espanta que a criança a suprima, junto com o desejo de ir em busca do amor com os braços estendidos. Tensionar a garganta bloqueia o impulso de chorar; reter os ombros para trás bloqueia o impulso de estender os braços em busca de amor. Ao enrijecer também as paredes torácicas, a pessoa impede eficientemente que qualquer sensação de dor e tristeza alcance a consciência. Tanto Marta quanto Jim mostravam sinais inconfundíveis de terem feito exatamente isso mas, enquanto Marta era uma deprimida grave, Jim não era. Ele dava mais apoio a si do que ela, pois, embora seus ombros fossem muito erguidos, Marta não conseguia elevar seu ânimo, talvez porque sua mãe tivesse sido cruel, enquanto que a de Jim simplesmente não estava disponível.

A rigidez da parede torácica descrita acima constitui o que Reich chamava de "encouraçamento". Tal como a armadura envergada pelos cavaleiros para protegerem o coração de lanças e flechas, o propósito da couraça muscular de caráter é proteger a pessoa do perigo de ter o coração despedaçado pela seta do amor. Se essa defesa fosse desmantelada, a sensação de angústia contida durante tanto tempo poderia ser libertada. A pessoa com uma armadura tão eficiente teme, em nível inconsciente, descobrir-se numa situação semelhante à de um bebê ou criança, incapaz de respirar por causa da dor e da angústia. A criança — e mais tarde o adulto — teme entrar em pânico por causa de sua incapacidade de obter ar suficiente. Por baixo do pânico está o medo de morrer por sufocação.

Essa é a crise que o bebê sofre diante da perda da mãe. Em geral, o bebê sobrevive a essa perda mas nada estará resolvido. Embora essa crise possa passar, o medo do abandono, associado à sensação de pânico, e a dor dos anseios insatisfeitos, persistem no inconsciente e, em muitos casos, não muito abaixo da superfície. A supressão dessas sensações pode inspirar uma certa segurança mas, aceso o anseio amoroso, as sensações latentes de abandono e pânico serão ativadas. Não espanta que uma pessoa nessas circunstâncias tenha receio de abrir completamente seu coração e de ir em busca do amor.

Se chorar é o mecanismo primário de descarga da sensação de coração partido, não chorar é a defesa primária. A inibição inconsciente do choro é conseguida, essencialmente, pela contenção respiratória. Quando a pessoa vem em busca de terapia por causa de algum distúrbio emocional como depressão ou ansiedade, é importante fazê-la respirar mais profundamente. Enquanto sua respiração for superficial, qualquer discussão sobre seus problemas permanecerá um exercício intelectual incapaz de atingir suas sensações e sentimentos mais profundos. Uma das formas de se ajudar a respiração a ficar mais profunda é deitar a pessoa de costas no que chamo de banco bioenergético (Figura 8). O alongamento das costas assim obtido abre o peito e estimula o processo respiratório.

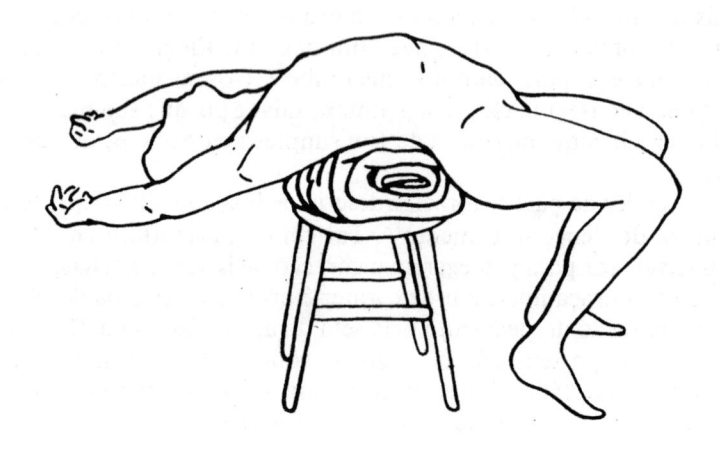

Fig. 8. O banco bioenergético.

O seguinte caso ilustra o uso do banco para aprofundar a respiração e, dessa forma, evocar as sensações associadas à perda do amor. Uma moça chamada Ruth, com queixa de depressão e ansiedade, estava deitada no banco para executar a instrução de respirar profundamente. Manteve-se assim por um ou dois minutos e depois gritou de repente, numa voz engasgada: "Não consigo respirar, não consigo respirar". Depois destas palavras, ergueu-se do banco, caiu no chão e rompeu num choro muito profundo. O que aconteceu foi o seguinte: a respiração mais profunda despertara seus anseios, atingira sua tristeza e abrira o dique das lágrimas. Mas, como tinha tentado bloquear essa inundação de sensações sufocando seus soluços, também sufocou o ar e isso a fez entrar em pânico. Felizmente, a quantidade de lágrimas era grande demais para admitir resistência e ela se rendeu, chorando profundamente; isto aliviou a dor e lhe permitiu respirar mais plenamente.

A história que Ruth relatou depois era mais reveladora. Era gêmea fraterna e tinha nascido primeiro; era também a mais forte. A mãe amamentou as duas crianças, algo difícil de realizar pois ambas queriam mamar ao mesmo tempo. Ruth era mais agressiva, o que provocava uma resposta de raiva em sua mãe, que a considerava um monstro. Além disso, as duas meninas viviam presas num intenso conflito de rivalidade não só pela afeição da mãe como também, mais tarde, pela do pai. Ruth foi rejeitada nos dois relacionamentos, o que a magoou profundamente.

Vimos que o primeiro estágio da vida, o tempo de bebê, é para muitas pessoas um período mais de privações que de realizações. Algumas delas sentem uma perda de amor com efeitos devastadores sobre a personalidade. Na maioria dos casos, porém, as experiências do primeiro ano de vida não impedirão a criança de ir em busca, com toda a inocência, do amor que necessita tão desesperadamente. No período edipiano, ela irá em busca do amor do genitor do sexo oposto.

É durante o segundo estágio do crescimento, o da infância, que a criança toma consciência aguda de sua sexualidade, graças em parte a um temporário aumento na produção de hormônios sexuais que acontece nessa época. Mas a criancinha que vai em busca do pai do sexo oposto ao seu com um afeto tingido de sexualidade quer uma ligação amorosa, não genital. Nessa atividade, como em tantas outras, a criança está brincando de ser genital.

A compreensão da sutil dinâmica do relacionamento entre pais e filhos durante o período edipiano é essencial ao entendimento dos problemas que emergem na vida adulta. Enfatizei a necessidade que a criança tem de amor mas sua necessidade de reconhecimento é somente um pouco menos importante. Entre os 3 e os 6 anos, a criança alcança uma noção consciente de si mesma. Por volta dos 6, configura uma identidade que poderá perdurar vida afora, com algumas pequenas alterações. Este processo está vinculado ao crescimento e ao desenvolvimento do ego, concluído em grande parte nesse período, no que tange a seus elementos essenciais. A identidade de uma pessoa está intimamente relacionada à sua natureza sexual. A criança tem uma clara consciência de ser menino ou menina e percebe sem equívocos que seu papel e sua posição na vida serão determinados por seu sexo. Este é o padrão do desenvolvimento normal mas depende de a criança ser vista, reconhecida e aceita como pessoa sexual por ambos os pais. Caso o seja, a identidade da criança se tornará solidamente fundamentada em sua sexualidade. Como adulto, a identidade do indivíduo então baseia-se no que ele é e não no que ele faz.

Infelizmente, em muitas e muitas famílias esse respeitoso reconhecimento da criança como pessoa sexual não acontece. O mais comum é que os meninos e as meninas sejam humilhados por suas manifestações ou expressões evidentes de natureza sexual. Ao mesmo tempo, são implicitamente seduzidos a terem alguma manifestação de sensação sexual pela qual serão depois humilhados. Os problemas edipianos não existiriam se os pais não utilizassem os filhos em proveito de suas necessidades e joguinhos pessoais. Alguns buscam nos filhos uma excitação sexual que servirá para compensar sua própria falta de sensibilidade; outros buscam proximidade e intimidade porque há uma enorme solidão interior. São muitos os que desejam que os filhos realizem seus sonhos, e vençam onde eles fracassaram, ou simplesmente alimentem a respeito deles a imagem de pais bons e adequados. Por todas essas manobras, a independência e a individualidade da criança são subvertidas.

Para usar uma criança dessa maneira os pais precisam fazê-la sentir-se culpada. Existem muitas formas de insinuar culpa numa criança mas todas elas terminam filtrando-a até a sexualidade. A razão para tanto é que a sexualidade está associada a liberdade e independência. Destrua a independência e estará destruída a sexualidade, e vice-versa. Poucas pessoas em nossa cultura estão livres de alguma culpa a respeito de sua sexualidade, embora esta culpa seja inconsciente na maioria dos casos e só se manifeste como incapacidade de entregar-se por completo às sensações sexuais.

Os pais também se sentem culpados quanto à sexualidade, sensação que negam e racionalizam como moralidade e respeitabilidade. Mas a moralidade que se baseia na culpa não é uma verdadeira moralidade. Nem todas as pessoas "respeitáveis" se mantiveram no estreito e rígido caminho da virtude e atenuam seu sentimento de culpa projetando-o nos filhos. Outras sensações podem ainda influenciar a atitude dos pais diante da sexualidade das crianças. Inveja e ciúme podem fazer um pai ou mãe se voltarem contra o inocente prazer infantil com a sexualidade. A atitude deles pode ser expressa como "não tive permissão para desfrutar minha sexualidade e você não poderá ter aquilo que eu não tive." Seríamos cegos se, como estudiosos da natureza humana, não enxergássemos a hostilidade encoberta e muitas vezes aberta que existe entre pais e filhos. Na maioria dos casos, essa hostilidade pode ser atribuída às sensações dos pais relativas à própria sexualidade, sensações essas que lhes foram instiladas há muito tempo pelos próprios pais.

Como é que essas experiências de infância afetam o indivíduo conforme ele cresce e vai saindo de casa em direção ao mundo? A resposta a esta pergunta pode ser encontrada no trabalho analítico com pacientes. A análise da origem do medo de amar e ter proximidade, de ser aberto e direto, sempre leva a pessoa de volta aos acontecimentos da infância. A análise é necessária porque muito poucos pacientes se lembram desses acontecimentos tão remotos. Aliás, a maioria só tem poucas recordações de seus primeiros anos de vida, apesar de os fatos então ocorridos — por terem sido sentidos com máxima intensidade — deverem ser os que formariam as recordações mais vívidas. Essa amnésia a respeito do início da vida era bem conhecida de Freud e dos outros analistas de sua época. Se essa perda de memória fosse devida a perturbações fisiológicas, não seria possível qualquer recordação. Mas, pela análise e pelo trabalho com o corpo, muitos fatos significativos da meninice podem ser recuperados pela consciência.

Na amnésia psicogênica, como Arthur P. Moyes chama esse fenômeno, "a ausência de recordações é um processo ativo e defensivo; o paciente se recusa a lembrar... A consciência se protege de memórias desagradáveis ou inconvenientes."[2] Essa perda de memória denota uma negação inconsciente da realidade. Tal conclusão é endossada pela observação de muitos pacientes que afirmam que sua infância foi um período feliz até a análise revelar que os pais lhes tinham sido indiferentes, insensíveis e, às vezes, cruéis. Quando bebês, bloquearam essas recordações porque eram por demais dolorosas e ameaçadoras para serem aceitas. Quando a infância está perdida para a consciência madura, também perdido está o coração aberto e íntegro do bebê e a inocência da criança. Na realidade, nem os estágios nem as lembranças estão perdidas; foram seqüestrados e encapsulados.

A confusão de identidade que resulta quando a sexualidade de uma pessoa não é aceita nem respeitada está ilustrada pelo seguinte caso. Jenny, uma mulher bastante inteligente de trinta anos aproximadamente, ela mesma terapeuta, me consultou porque achava muito difícil relacionar-se com as pessoas. Acreditava que não eram abertas nem diretas com ela. Por outro lado, não conseguia ser aberta e direta pois temia que qualquer auto-afirmação, qualquer manifestação de sensações, provocasse um ataque. Numa atitude de autoproteção, adotava uma postura negativa — não quero nem preciso delas — que não era verdadeira mas servia para preservá-la da temida rejeição ou humilhação. Estava dividida entre seu anseio por ser reconhecida e aceita e sua negação desses sentimentos, que a faziam sentir-se às vezes enlouquecida. Sua dor era tão grande que ela ficava chorando sozinha durante horas. Quando chorava numa situação de grupo era doloroso assistir porque ninguém conseguia chegar nela.

Quem era Jenny? Ela não sabia porque estava muito confusa. Seu corpo, porém, revelava a fonte de sua confusão. Tinha uma cabeça e um rosto miúdos e um corpo grande e bem desenvolvido. Seu rosto estava torcido numa expressão de dor, tristeza e amargura. Não era um rosto atraente. O surpreendente é que seu corpo era atraente, grande, com formas belas e bastante feminino. Suas pernas eram fortes e pareciam poder apoiá-la. Era uma pessoa independente financeira, psicológica, mas não emocionalmente. Havia áreas de tensão visível em seu corpo, principalmente em torno dos ombros, peito e pelve.

A desarmonia entre a cabeça e o corpo de Jenny pode ser interpretada da seguinte maneira: sua cabeça e seu rosto representavam seu ego, a parte do corpo que ela apresentava ao mundo. O tamanho pequeno da cabeça e a expressão torturada de sua face significavam que seu ego tinha sido muito magoado e profundamente prejudicado. A plenitude, a vitalidade e a força do resto de seu corpo indicavam que havia sido bem nutrida e atendida quando criancinha. O comprometimento do seu ego e a destruição de seu senso de si mesma deveriam ter ocorrido em idade posterior, provavelmente no período edipiano, quando seu ego estava se desenvolvendo.

Jenny era a única filha de uma família com sete filhos. Nessa situação, pode-se facilmente imaginar que era o foco da atenção de sete pares de olhos masculinos. O interesse dos irmãos por ela como mulher pode tê-la feito sentir-se admirada e desejável. Infelizmente a coisa não funcionou bem assim. Relatou um incidente que me deixou chocado. Disse que, certa ocasião, seus irmãos a cercaram e urinaram em cima dela. Ela acreditava que sua mãe soube disso mas não fez qualquer esforço para detê-los ou discipliná-los. Seu pai não estava em casa na hora e não pôde ajudá-la. Ela o descreveu como uma pessoa passiva mas disse que percebia nele um sentimento amoroso em relação a ela. Esse sentimento e o fato de tê-la aceito como pessoa sexual permitiram-lhe consolidar uma sensação sexual positiva. Mas, o interesse sexual deste pai pela filha despertou o ciúme da mãe. Infelizmente para Jenny, ele não a protegeu contra o ciúme da mãe.

Esta, por sua vez, aterrorizava-a. Nada que fizesse conseguia jamais satisfazê-la; sua mãe a criticava constantemente e muitas vezes lhe batia no rosto. Quando discutimos a respeito dela, Jenny percebeu que havia nela alguma loucura. Descreveu um incidente recente em que ela, sua mãe, seu irmão e a família dele estavam de carro num passeio pela Suíça. A mãe fez o irmão parar o carro, depois assumiu o volante e dirigiu pelas estradas alpinas numa tal velocidade que Jenny estava certa de que o carro sairia de controle e sofreria um acidente terrível. Mas a mãe olhou para Jenny como se ela fosse a maluca e era assim que a chamava de vez em quando.

Não surpreende que Jenny mesma pensasse que era louca. De certo modo era, pois estava confusa a respeito de sua realidade e da realidade à sua volta. Para uma criança pequena é difícil ver e reconhecer a loucura em sua mãe a menos que esta seja hospitalizada ou que a insanidade da mãe seja reconhecida pelo resto da família. Uma criança pequena assume a culpa pelo comportamento da mãe pois essa é a fundamentação e a realidade de seu ser; questionar essa realidade dá uma sensação de loucura. Quando criança, Jenny também percebia que sua feminilidade despertava excitação nos irmãos, mas estes a tratavam com hostilidade e desprezo. Seu comportamento só poderia ser explicado pressupondo-se que estavam externalizando o que sentiam ser o sentimento da mãe pela filha. Ao mesmo tempo, descarregavam na irmã a raiva que sentiam pela mãe de quem também tinham medo. Jenny era o bode expiatório.

Essa mãe não podia aceitar a sexualidade de Jenny porque não podia aceitar a sua própria. Se a mãe considera sua sexualidade como nojenta ou suja, verá sua filha a essa luz. A maioria das mães projeta inconscientemente nas filhas as sensações que têm a respeito de si mesmas.

No decurso da terapia, Jenny manifestou pela mãe um ódio que a apavorou. Inúmeras vezes gritava "te odeio", com uma veemência que traduzia uma raiva assassina. Esse sentimento tão intenso pode tornar a pessoa louca se não for aceito e entendido. Aceitar um sentimento tão forte exige que o mesmo seja manifesto mas não entendido como verdadeiro, pois que pertence ao passado. O lugar certo para essa manifestação é a situação terapêutica. Quando expressou o ódio pela mãe em terapia, percebeu que esse sentimento acontecia no plano sexual, embora tivesse sido capaz de amá-la e aceitá-la como bebê assexual. Conforme a natureza sexual de Jenny ia se desenvolvendo e ela começava a responder ao interesse dos irmãos por ela, a mãe começou a vê-la como má. Essa divisão na mãe criou a divisão na filha.

Jenny era uma pessoa sexual mas só dos ombros para baixo. Disse que gostava de homens e que desfrutava do sexo com eles mas considerava muito difícil estabelecer um relacionamento. Estava seriamente dividida entre seus desejos sexuais, seu medo de abrir o coração e seu pensamento negativo. Quando esta imagem ficou clara em sua terapia, Jenny sentiu a luz da compreensão e o calor do reconhecimento e da aceitação. Comentou: "Acredito que posso ser bonita. Meu rosto está mais suave e menos tenso agora." E acrescentou: "Gostaria de ter um homem". Curar a cisão da personalidade de uma pessoa é a tarefa principal da terapia.

Vimos que, em resultado das experiências edipianas acima descritas, a infância se torna encapsulada, isto é, afastada da consciência em certa medida. Uma outra forma de descrever essa situação é dizendo que a pessoa perde o contato com a criança que foi. Ao mesmo tempo, seu coração se torna cercado por uma couraça protetora que, literalmente, tranca-o numa gaiola (Figura 9). O coração não está mais livre para responder ao mundo externo. O crescimento procederá pelos próximos três estágios mas a pessoa ficará distante de seus sentimentos e sensações mais fundos e precoces.

Disto resulta a cisão na unidade da personalidade. Em vez de uma pessoa integrada que é amorosa, alegre, ousada, romântica e responsável, a pessoa tem dois centros opostos em seu ser, e cada um deles tem seu próprio modo de ser e agir.

A Figura 10 ilustra este conceito. Um dos centros existe em torno do coração e de seus sentimentos de amor, ludicidade, inocência, alegria. É o centro mais profundo de cada pessoa. O segundo centro, dominado pelo ego, está na superfície, onde se efetua o contato com o mundo. Os sentimentos ali existentes são o desejo de reconhecimento e de *status*, o impulso para vencer na vida, a necessidade imperiosa da auto-expressão. Na pessoa saudável, os sentimentos do coração e os motivos egóicos não entram em conflito. O impulso de vencer na vida é a extensão madura do prazer que a criança tem ao brincar; a necessidade de auto-afirmação é relacionada à alegria que existe quando a criança se movimenta e age de forma criativa. Essa personalidade integrada está ilustrada na Figura 11.

No indivíduo dividido, ir em busca do amor tem uma qualidade infantil que se manifesta no desejo de ser cuidado, pego no colo e protegido, amamentado. Sair para buscar vem do vazio, não do completo. Mas, quando a pessoa sai para o mundo a partir de seu segundo centro, o ego, ela aparece como alguém superindependente, superagressiva, no comando aparente de si mesma. Essa atitude encobre e oculta a criança necessitada e vulnerável que existe no interior, criando uma fachada que é seu oposto exato.

Negar a própria vulnerabilidade não a elimina, simplesmente a

Fig. 9. O encapsulamento das experiências da infância na personalidade total. O impulso para ir em busca do amor, vindo do coração, fica limitado pela couraça e só consegue emergir de modo hesitante.

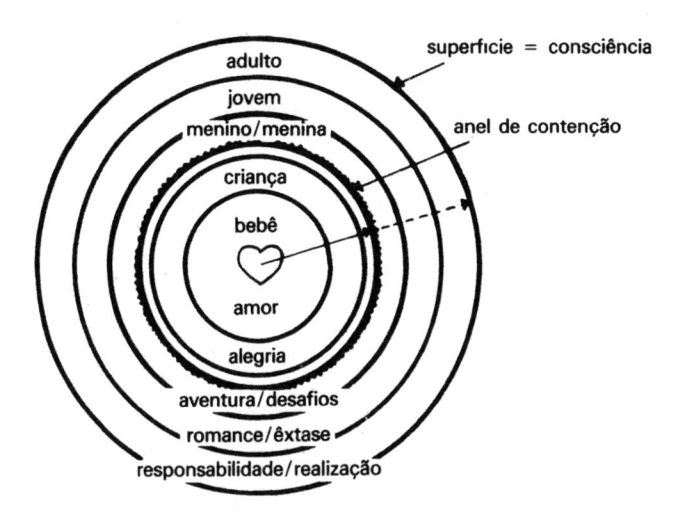

Fig. 10. A cisão da unidade em ego (adulto) e centro do coração (criança). Todos os impulsos que visam algo externo vêm do coração. Quando existe essa cisão, e sendo forte o amor, o componente adulto egóico é fraco. Quando o sentimento egóico (adulto) é forte, é fraco o sentimento amoroso.

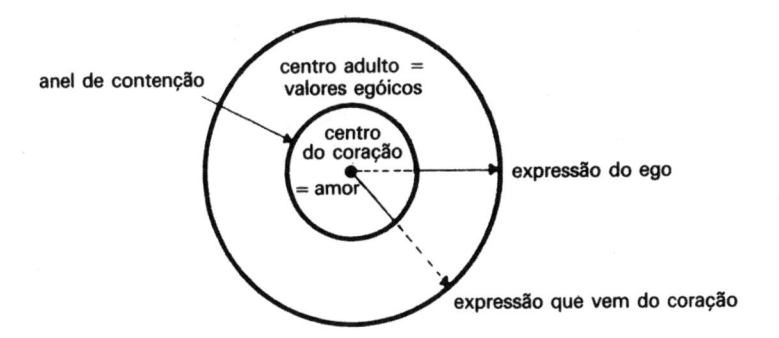

Fig. 11. A personalidade unificada. Existe uma comunicação completa e livre entre todos os aspectos da personalidade.

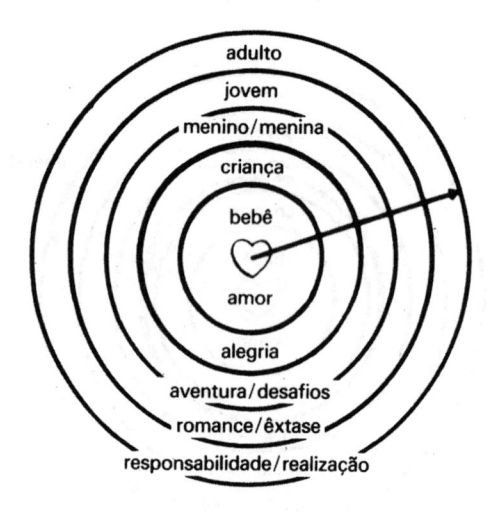

transfere da superfície para o centro, do ego para o coração, que então se torna suscetível a um ataque cardíaco. Clancy Sigal, escritor de Hollywood, descreveu quantos homens de sucesso se tornam abertos a doenças cardíacas com essa postura de negação. Sigal percebeu que, após seu próprio ataque cardíaco, tornou-se membro de um grupo de homens que partilhava de uma mesma lesão e de uma mesma busca por algo perdido. "O ataque de coração pode ser o primeiro passo na recuperação de um senso lúdico, cuja perda foi o principal fator do ataque", escreveu esse autor. "Quando aquela paisagem especial do coração infantil se esvaiu, quando me tornei durão e realista, sem dúvida comecei o processo que culminou na unidade de terapia intensiva."[3]

Capítulo 4
PERDA DO AMOR E PERDA DA ESPERANÇA: "NÃO CONSIGO VIVER SEM VOCÊ"

No Capítulo 1 examinamos os efeitos positivos que o amor surte no coração. O amor faz com que o coração bata mais depressa e forte, enviando mais sangue para a superfície do corpo, acendendo os olhos e carregando as zonas erógenas. No amor, a pessoa sai em busca de proximidade e contato, antecipando o prazer. Se nada perturbar o relacionamento com o objeto amoroso, esse impulso é pleno e livre e a pessoa se sente jovial e leve. Quando o contato é estabelecido, existe uma sensação de prazer, contentamento e paz. A excitação cede, o coração se aquieta e a pessoa está inundada por uma sensação de bem-estar. Mas o que acontece quando o movimento para estabelecer contato com outra pessoa tem como resposta a rejeição, quando a pessoa amada não está disponível ou está até inacessível? Em vez de prazer, a pessoa sente dor; em vez de satisfação e realização, vazio; em vez de paz e contentamento depois da descarga da excitação há tensão e agitação.

Muitos sentem, num momento ou noutro, a dor que acompanha a perda do amor. Uma moça cuja mãe estava morrendo colocou a mão sobre o coração e disse: "Dói tanto que parece que meu coração vai se partir." Essa dor é uma sensação física real, localizada na região do coração. O que a causa?

Quando a pessoa experimenta a perda do amor, o sangue que tinha sido enviado para a superfície do corpo, na antecipação da proximidade (até mesmo a idéia do contato ou da proximidade com a pessoa amada pode excitar o coração e enviar sangue até a superfície), é repentinamente reenviado para o interior do corpo, até o coração mesmo. Esse órgão fica então sobrecarregado com mais sangue do que pode expelir sem esforço. Aumenta a pressão e o coração dá a sensação de que vai explodir. Ao mesmo tempo, os músculos do peito se contraem e, na realidade, o corpo todo entra num estado de contração em resposta à perda do amor. Isto é o oposto ao estado de expansão que o amor produz.

Na maioria dos casos, a pessoa realmente explode em soluços ou, talvez, até em gritos. Essa reação geralmente ocorre quando a pessoa amada falece. Os gritos e choro são tão intensos que a impressão é que a pessoa está com o coração partido. Mas o que se rompeu foi a rigidez subseqüente à perda. Pode-se ver claramente este processo de ruptura e colapso quando o bebê começa a chorar depois de sofrer alguma mágoa ou decepção. Sua primeira reação à mágoa é tensionar-se. O adulto consegue manter esse estado mas o bebê, não. Poucos minutos após o choque, o queixo do bebê começa a tremer e isso leva imediatamente ao choro; a reação é convulsiva, envolve o corpo todo e dá margem a vocalizações sonoras de sofrimento quando o ar dos pulmões é expelido.

O choro é a forma mais básica de descarga que o organismo humano tem à disposição para se livrar da tensão que resulta de alguma dor. O choro do bebê também é um pedido de ajuda, um pedido de mãe e, portanto, uma reação à perda do amor. Soluçar, ou chorar continuamente, é algo específico da espécie humana. Os gritos de choro de outros mamíferos são formados por sons únicos. Verter lágrimas também é algo exclusivo dos humanos. Essas respostas especiais sugerem que as pessoas podem sentir não só um nível mais intenso de dor do que os outros mamíferos, mas também alimentar sensações mais profundas de amor, em parte porque o cérebro humano está melhor equipado para captar estados sutis de sentimentos e sensações; mas em maior parte porque o corpo humano é mais excitável. A maior excitabilidade do animal humano está evidente em sua sexualidade. Enquanto praticamente todos os outros mamíferos se limitam a períodos específicos de cio em sua sexualidade, a responsividade sexual do adulto humano é, em grande medida, independente do ciclo reprodutivo. Diante dessa maior freqüência do desejo sexual, a urgência de proximidade e intimidade é mais exigente e produz sentimentos irrecusáveis de amor e, quando ocorre uma perda, de dor.

Para enfrentar a perda, a natureza felizmente criou um poderoso mecanismo de descarga que é o choro contínuo. Embora as lágrimas que correm rosto abaixo também sejam uma manifestação de tristeza, essa expressão não dá ao corpo o alívio que o choro contínuo oferece. O fluxo das lágrimas serve para aliviar a tensão nos olhos, evidente no fato de os olhos da maioria das pessoas ficarem mais doces e brilhantes depois de um bom choro. Mas a rigidez corporal, especialmente a couraça torácica produzida pela dor do amor perdido, só pode ser dissolvida pelo choro contínuo.

Num bebê, a tensão que resulta da experiência da mágoa ou da dor é aguda e pode ser rapidamente aliviada. Mas, para muitos adultos, é crônica e a descarga dessa tensão através do choro não é fácil. Isto é muito mais verdadeiro para os homens, alguns dos quais acham quase impossível chorar. Às vezes é preciso muita terapia para suavizar uma pessoa a ponto de poder reagir emocionalmente à perda do amor. Jack fez terapia por alguns anos antes de poder chorar. Depois de um atrito com a namorada em que ela lhe disse que não estava pronta para morar com ele, descreveu sua reação da seguinte maneira:

> Só senti que meu coração partiu. Não disse nada. Saí e chorei muito fundo naquela noite. Meu peito doeu a semana toda. E senti, quer dizer, acabou. Era a mesma sensação que tive quando terminei o namoro com minha primeira namorada. Fiquei recolhido naquela semana mas também sentia muito claramente que queria alguém com quem partilhar minha vida e meu amor. Nos encontramos de novo no final da semana e ela mais uma vez afirmou sua independência. Minha dor voltou. Meu peito tinha doído a semana toda. Era doloroso. Me sentia supercansado. Disse: "Não posso mais agüentar isso" e comecei a chorar. Acho que chorei mais sentido do que em qualquer outro momento que possa me lembrar. Berrei, berrei e berrei na presença dela, e acho que isso foi importante. Enquanto chorava, sentia meu coração partir. Doía muito mesmo no fundo de meu coração. Droga! Quando terminei, meu peito estava mais leve, não doía mais. Me sentia mais livre e livre com Helen.
>
> Antes, sempre senti que estavam me causando dor. Agora eu sentia que era *meu* coração partindo. Ao me apropriar da dor, pude purgá-la. Sabe, tento ser o maioral mas vejo o quanto sou vulnerável à sensação de abandono, por causa desse meu coração partido. Sou vulnerável à rejeição sexual.

A dor de um corte no dedo está estritamente limitada à área lesionada. Mas a dor emocional, diferentemente da simples lesão física, implica no corpo todo. As pessoas mencionam um peso no peito, uma dificuldade para respirar, a sensação de aperto além da dor específica no próprio coração. Mas nem todos sentem a perda do amor com a mesma intensidade. Muitas pessoas desenvolveram defesas tão poderosas contra dores e mágoas emocionais que a ruptura num relacionamento amoroso as deixa frias, deprimidas ou insensíveis. São pessoas que tampouco experimentam a alegria do amor. O coração partido que tornava Jack vulnerável à rejeição originava-se de experiências que tinha vivido no início de sua infância. Depois de outra crise com sua namorada, o próprio Jack fez a ligação com a perda do seio materno:

> Senti com muita nitidez a perda do contato físico com minha namorada, tocá-la e abraçá-la, a excitação do contato erótico. A sensação dessa perda é uma memória física, a perda de todo o contato profundamente abastecedor, reconfortante, vivificante, preenchedor, com a pele de minha mãe. Era uma sensação de frio e vazio. Quando meu choro ficou mais profundo, comecei a ficar sem ar e pude sentir o pânico que essa sensação de perda evoca.

Quando a perda do amor acontece na infância, deixa a pessoa com uma sensação latente de pânico mas, assim como é reprimida a sensação de coração partido, a sensação de pânico é suprimida e só chega a nível consciente quando a pessoa tenta respirar fundo e descobre que não consegue ter ar suficiente. Essa reação ocorre sempre que a pessoa se sente presa numa situação que ameaça sua vida. Ela fará todos os esforços possíveis para escapar mas, se o pânico a pressionar, suas tentativas serão caóticas e, por isso fúteis. Quando as pessoas se vêem presas num incêndio correm às cegas para a saída mais próxima e terminam congestionando o local de modo que se torna impossível escapar. É comum que haja outras rotas de fuga mas o pânico anula o exercício de qualquer pensamento racional. Todos sabem que ter a cabeça clara em situações de perigo é um imperativo mas para tanto é preciso que haja um adequado suprimento de oxigênio no cérebro. Se a respiração está presa, como acontece no medo, o suprimento de oxigênio cai repentinamente e se torna impossível pensar com clareza.

Todos os medos afetam a respiração. Nossa reação instintiva é inspirar fundo, erguer os ombros e arregalar os olhos. Essa reação, conhecida como reação de alarme, pode ser constatada em bebês quando se assustam com um ruído alto ou com a ameaça de uma queda quando lhes é tirado o apoio de repente. Nem todos os adultos entram em pânico nas mesmas condições. Quanto mais segura é a pessoa, mais sua respiração permanece relativamente livre e desimpedida, e menos provável é que entre em pânico. A sensação interior de segurança vem das primeiras experiências de ser amada e aceita. Por outro lado, a pessoa que sofre de falta de aceitação não tem essa sensação de segurança.

Uma pergunta importante para se fazer é por que a perda do amor na infância torna a pessoa insegura pelo resto da vida, apesar de depois poder entrar numa relação amorosa com a mulher ou o marido. A resposta é que essa insegurança está estruturada em seu corpo num nível inconsciente. Embora possa ter uma consciência geral de ser insegura, ela não vincula essa insegurança à garganta tensa nem ao peito cheio e nem sente, de fato, a extensão em que se ergue pelos ombros, em vez de deixar que suas pernas e pés a sustentem.

Na qualidade de raízes funcionais, nossas pernas e pés nos ligam ao chão quando ficamos em pé ou nos mexemos; por aí é fácil ver por que essa pessoa não tem segurança. Pode até ter pernas fortes mas se forem tensas e rígidas, haverá uma diminuição da sensibilidade nesses membros e lhe será difícil ter a sensação de que está com apoio. Essa rigidez deve ser entendida como uma defesa contra o medo de cair. Esse medo aparece primeiro quando o bebê sente que não tem apoio. Já adulto, sentirá — numa dimensão inconsciente — que, se cair, não só não terá ninguém lá para levantá-lo, como o próprio chão lhe fugirá dos pés.

Para o bebê, sua mãe é seu verdadeiro chão. Se o apoio que ela lhe dá for insuficiente, a criança desenvolverá a sensação de que não pode contar com ninguém além de si mesma e que deve se manter em pé por seu próprio esforço consciente. Com o tempo, esse esforço se torna inconsciente. Enquanto a criança — e mais tarde o adulto — se mantém em pé tensionando os ombros e as pernas, se sentirá insegura diante da vida.

Toda perda de amor ou segurança, toda situação de medo ou perigo, pode agravar essa insegurança latente, despertando uma poderosa sensação de pânico. Muitas mulheres sofrem de agorafobia, o medo de ficarem sozinhas num espaço aberto. *Agora* é o termo grego para praça do mercado, e por baixo dessa reação está o medo de perder-se da mãe num local repleto de pessoas. Se sair de casa evoca a mesma reação numa mulher adulta, há uma relação com o medo inconsciente da separação e do abandono. É difícil tratar desse problema porque os agorafóbicos raramente têm consciência de que seu pânico vem do início de seu relacionamento com a própria mãe.

A enxaqueca é outro sintoma que pode estar relacionado à perda do amor e ao medo do abandono. Uma de minhas pacientes veio procurar tratamento exatamente porque sofria de poderosas enxaquecas que às vezes até a prostravam. Mary era uma moça de quase 30 anos, atraente, animada e inteligente, que sorria sempre, exceto quando seu rosto ficava torcido pela dor insuportável de um ataque mais intenso. Depois que consegui fazê-la chorar muito ela sentiu alívio em sua dor de cabeça; quando a pessoa consegue chorar logo no começo do ataque, às vezes consegue detê-lo. Quando chorava, parte da tensão parecia sair de seu corpo, principalmente a que estava localizada em torno dos olhos e cabeça. Gritar era uma coisa ainda mais eficiente para diminuir a dor. No entanto, mesmo com toda aquela dor, não era fácil para Mary romper um choro convulsivo. Fazia parte de sua estrutura de personalidade ficar no controle, ser alegre e animada, e ter uma conduta eficiente no mundo. Mas, como seu controle estava baseado em negação, ela não conseguia dar conta de suas sensações, principalmente das sexuais, quando elas vinham à tona e, assim, estava num conflito constante. Era comum que tivesse uma dor de cabeça logo antes de sair para um encontro e precisasse então desmarcá-lo, embora isso não eliminasse a cefaléia. Também tomava remédios contra a enxaqueca com regularidade embora não fossem eficazes. Com a terapia, acabou compreendendo que os conflitos de sua personalidade criavam a tensão que estava por trás de suas dores de cabeça.

Mary procedia de uma família irlandesa católica, para a qual o sexo e as questões sexuais eram resguardados e considerados pecaminosos. Sentia-se muito mais atraída por seu pai e, com a morte deste, ocorrida quando ela estava com 10 anos de idade, sofreu um grande abalo. Mas não ficou quebrada nem chorou. Uma vez que ele morreu no hospital, a mãe, tentando poupá-la, não lhe disse logo o que tinha acontecido e Mary aproveitou-se dessa demora para negar que ele houvesse morrido. Em vez disso, imaginava-o no céu observando-a o tempo todo e acreditava que, se fosse uma boa menina (o que queria dizer não ter sexualidade), ele voltaria para ela de alguma maneira. Já adulta, Mary não acreditava mais que ele fosse voltar mas, na terapia, ficou claro que, no nível inconsciente, ela não havia aceitado por completo o fato de sua morte. O problema era sua incapacidade de reagir emocionalmente. Por quê?

Mary tinha pelo pai a sensação de que ele a protegia de sua mãe, que para ela era uma pessoa hostil e rival em termos do afeto do pai. A perda então ocorrida com sua morte deixou-a em um estado intolerável de vulnerabilidade e desproteção. Para compensar esses sentimentos, visualizava-o no céu, onde podia imaginá-lo como seu protetor. Na verdade, a dor de sua perda era grande demais para conseguir suportar e, portanto, admitir. Conforme suas próprias palavras, tempos depois: "Não conseguia agüentar. Eu teria morrido se tivesse admitido que ele estava morto". Não importa agora se de fato Mary teria ou não morrido; ela simplesmente não pôde agir contra uma sensação tão intensa.

A negação da perda de seu pai transferiu a dor para sua cabeça.

O mecanismo dessa transferência reproduziu-se na tentativa de Mary de negar e controlar sua sexualidade. Em seu inconsciente, Mary atribuía a perda de seu pai a suas sensações sexuais por ele. Era uma menina má e tê-lo perdido era seu castigo. Se ela não fosse sexual poderia ter ainda a relação concreta com o pai e, dessa forma ser poupada da sensação de ter o coração partido por sua perda. Esse controle das sensações sexuais era realizado desviando o rumo do sangue que flui para os genitais, para que fosse para a cabeça, resultando no engurgitamento e na pulsação das artérias cerebrais. Essa perspectiva psicopatológica da enxaqueca recebeu confirmação adicional pelo fato de haver uma expressiva redução na freqüência e na intensidade das dores de cabeça de Mary conforme foram sendo elaboradas pela terapia sua culpa sexual e a negação de sua perda.[1] Mas Mary só podia aceitar a perda se pudesse soltar a dor profunda de luto pela morte do pai, chorando e soluçando continuadamente.

A importância de chorar para liberar a tensão e aliviar a dor da mágoa é fundamental. A perda de uma pessoa amada deve ser profundamente lamentada para que se possa retomar a vida normal após uma perda. Os psicólogos, desde Freud, sabem que não conseguir sentir a dor profunda de uma perda importante prepara o indivíduo para a depressão ou para a melancolia.[2] Todas as reações depressivas têm suas raízes numa perda de amor que não foi objeto de um luto apropriado.[3] A depressão aparece subseqüentemente, a partir da ilusão de que o amor perdido pode ser recuperado por um "bom" comportamento.

Negar a morte de um pai ou mãe amada não é tão comum porque introduz um elemento de irrealidade na vida da criança, que perturba sua relação com as outras pessoas. Mas acontece quando a ligação com esse genitor é tão forte que a perda não pode ser aceita. Por outro lado, negar a perda de um amor é muito comum. Poucas pessoas têm capacidade para admitir que não foram amadas quando do eram crianças. Até mesmo pacientes em terapia têm uma considerável dificuldade para aceitarem essa possibilidade. Em geral, só depois de terem vivido a dor de um coração partido é que terão disposição para reconhecer que um ou ambos os pais foram muito hostis com eles. Quando descrevem atos de insensibilidade ou de crueldade por parte deles, justificam esses comportamentos culpando-os ou desculpando-os com simpatia pela dor e pelos padecimentos dos adultos. Geralmente, quanto mais vítima de abusos tenha sido a criança, menos disposta estará a ver esse abuso como manifestação de ódio. Para a criança aceitar o ódio dos pais como fato é preciso que duvide da própria natureza. Contudo, a realidade, tal como nós adultos a vemos, é que os pais são ambivalentes a respeito dos filhos. Por um lado, desejam para eles o melhor; por outro, ressentem-se de suas exigências. Sentem inveja dos próprios filhos, que tiveram mais do que eles, quando eram crianças.

Essa ambivalência está evidente no grau em que o amor dos pais é condicionado pelos feitos e realizações da criança. Nesta cultura, em que o sucesso se tornou a "virtude" mais importante, muitos pais consideram a produção dos filhos como um sinal de sua própria superioridade. Muitas e muitas vezes, seu ego se envolve no *status* e no desempenho dos filhos, dentro e fora da escola. Mas o amor que depende de desempenhos não é amor em absoluto. O verdadeiro amor cerca a pessoa de calor e de afeto por quem ela é e não pelo que ela faz. "A mamãe vai amá-lo se você comer direitinho", é uma declaração não de amor mas de rejeição. Vale o mesmo para sentenças como "Você está tão sujo que não tem como alguém gostar de você". A criança, quando nasce, é um pequeno animal e se o amor de sua mãe depende de ela ser treinada para a vida civilizada, sua natureza essencial estará sendo rejeitada. Todas as crianças precisam adaptar-se a uma vida social mas esse processo não exige ameaças nem punições. Assim como aprendem natural e espontaneamente a falar, também aprendem com o tempo a se comportar bem e serem corteses. É verdade que nem sempre são calmas e tranqüilas, o que incomoda muito os pais incapazes de suportar a vivacidade de seus filhos.

Os psicólogos estão atualmente cientes de enorme pressão exercida sobre as crianças para que cresçam logo, fato que atribuem à natureza competitiva de nossa cultura. Mas, outra razão para empurrar as crianças no caminho do amadurecimento é o alívio proporcionado aos pais que não precisarão mais sofrer a pressão de se dedicarem tanto em termos de tempo e de energia, às necessidades infantis. Quantas mães sentem-se realizadas e satisfeitas por amamentarem seus bebês? Quantos pais têm tempo, paciência e energia para ninarem um bebê no colo até que ele durma? A sensação original de coração partido acontece quando o bebê sente que seus desejos e necessidades são secundários e que — não importa o quanto chore — não conseguirá ter a atenção e o cuidado que quer.

As crianças logo aprendem que estando emocionalmente disponíveis para os pais obtêm uma certa aprovação e um certo afeto. "Eu tinha de ser uma mãe para minha mãe" é um comentário que se ouve muitas vezes na terapia. As crianças são sensíveis ao sofrimento dos pais e fazem todos os esforços para aliviá-lo. Como disse certo paciente: "Não podia chorar porque não conseguiria sobrecarregar minha mãe com aquela tristeza. Ela já tinha tristeza demais para suportar". A criança suprime seus anseios e tenta ser o tipo de pessoa capaz de tornar os pais felizes. Primeiro, isso significa ser bom e obediente, atitude reforçada na escola. Não é difícil enxergar a progressão que vai de agradar aos pais a salientar-se na escola e vencer na vida profissionalmente. Esse compromisso para agradar os outros outra base não tem senão a esperança e a crença de que assim a pessoa alcançará amor e superará a mágoa vivida no início mesmo da vida.

Mas esses comportamentos não adiantam para o adulto, como não adiantaram para a criança. Claro que o adulto não percebe que busca o amor por seus atos, pois há muito tempo suprimiu seu anseio amoroso. Mas de tempos em tempos esse anseio ressurge, ao lado da sensação de ter-se aprisionado numa situação sem saída. Os dois sentimentos, anseio e impotência, ameaçam aniquilar a defesa da pessoa contra a sensação de ter seu coração partido e abrir os diques a uma inundação de tristeza na qual ela teme se afogar. No entanto, o impulso para se libertar e encontrar amor, independente do quanto possa ser doloroso, irá inevitavelmente aparecer e, com ele, a sensação de pânico diante da perspectiva de ser de novo abandonado. (O relacionamento entre ataque cardíaco e a invasão da onda de pânico será debatido num próximo capítulo.)

A ambivalência dos pais com respeito aos filhos não se manifesta apenas numa atitude morna, ou numa falta de suficiente atendimento. Há os que se sentem diretamente hostis para com eles. O efeito desse ódio sobre uma criança é diferente do do narcisismo parental, conforme descrevemos acima. Uma coisa é entrar em pânico diante da perspectiva de ser abandonado e outra, bem diferente, é o terror da hostilidade de um pai ou mãe. O abuso de crianças, fenômeno bastante conhecido hoje em dia, pode envolver espancamentos físicos que chegam mesmo a ameaçar ou destruir a vida de uma criança, ou assumir a forma de uma guerra mais psicológica. Lembro-me de um jantar com uma família em que a mãe proibiu o filho pequeno de comer seu prato de carne favorito até que tivesse terminado todas as verduras que ela lhe havia servido. O menino que, por alguma razão, tinha aversão por vegetais, lutou contra a rígida instrução da mãe mas não conseguiu engolir aquilo muito bem. Senti pena dele e intercedi em seu favor junto à mãe. Não esquecerei o olhar de ódio que ela me dirigiu por ter feito aquela injustificada interferência. Seu filho acabou tendo sérios problemas emocionais.

Em outra ocasião, fui convidado por uma mãe com uma filha que também tinha problemas sérios. Enquanto a menina falava comigo, aconteceu de eu dar uma olhadinha rápida na mãe e a encontrei olhando para a filha com os olhos negros cheios de ódio. Mas, quando conversamos, ela negou qualquer sentimento hostil pela garota. Era evidente que não tinha consciência de seus sentimentos mais íntimos mas estou seguro de que sua filha havia visto aquele olhar negro muitas vezes e se sentindo aterrorizada com ele.

O terror é um tipo de medo diferente do pânico. Quando um predador ameaça um rebanho, eles debandam, correndo descontroladamente para qualquer lado, para escaparem. Mas, depois que o predador captura sua presa, o animal está em geral tão aterrorizado que não consegue fazer nenhum esforço consciente para escapar. O terror não só paralisa o animal como o entorpece, diminuindo assim a dor de sua agonia de morte.

As crianças aterrorizadas por seus pais perdem a capacidade de revidar um ataque e só podem submeter-se passivamente à situação. Cessam de ter qualquer sensação porque todos os movimentos espontâneos na direção dos pais ou afastando-os deles também cessam. Esse filho pode ficar escravizado à sua ligação com o pai ou mãe hostil, mas essa ligação vem do medo, não do amor. O efeito do terror sobre o corpo também é diferente do efeito do pânico. Ao invés de rigidez, existe uma tendência à flacidez; em vez de cheio, o peito está vazio e, no lugar da agressividade, associada ao tipo A de comportamento, encontra-se uma grande passividade. Depois destas palavras, quero alertar o leitor no sentido de que não se apresse a classificar as pessoas em tipos, pois são poucas as que crescem sentindo apenas terror ou pânico. Uma criança entra em pânico quando, numa ocasião, seu choro não lhe traz a mãe; em outro momento, pode sentir-se aterrorizada quando seu choro evocar uma reação hostil no pai. O comportamento parental raramente é consistente, pois varia de acordo com o estado de ânimo dos pais. Até mesmo o mais hostil deles tem, eventualmente, sentimentos positivos pelos filhos.

É raro que o elo amoroso entre pais e filhos se rompa por completo. Ocorrem rachaduras menores ou maiores, capazes de durar períodos variáveis de tempo. Cada tremor ou abalo causa uma certa angústia na criança, mas a intensidade desse sentimento irá variar de uma família para outra e de uma criança para outra, na mesma família. Da mesma forma, a criança não enfrentará um montante fixo de ódio ou hostilidade no pai ou na mãe. A hostilidade, em geral, aparece de tempos em tempos. Mas, em outros casos, a criança pode perceber uma hostilidade persistente que quase nunca desaparece.

Uma vez que a maioria das pessoas tem uma curta lembrança da dor que sentiram quando criança, é raro o paciente que consegue descrever com exatidão como foi sua meninice. Na maioria dos casos, eles negam os aspectos negativos ou os embelezam um pouco, mas as experiências então vividas estão estruturadas em seu corpo do mesmo jeito. O peito cheio e encouraçado é uma defesa contra o pânico atual e a mágoa passada do coração partido. O grau de rigidez revela a severidade do trauma inicial. O peito vazio ou murcho e caído denota o efeito do terror sobre o coração, um golpe esmagador contra o qual não há defesa possível. Nesses casos, o corpo mostra ausência de rigidez.

Vimos no Capítulo 3 que a perda do amor divide a unidade da personalidade, criando dois centros, o egóico e o do coração. Este está apartado da noção consciente do *self*. O ego se enfraquece com esse processo, mas permanece forte o suficiente para manter uma noção coerente de si mesmo apesar da existência de sérios conflitos internos. Essa pessoa está determinada a evitar a possibilidade de um ataque cardíaco conquistando amor pela prestação de serviços, dando duro, realizando feitos notáveis, ou com a sedução do poder e do sucesso material. A rigidez geral de seu corpo serve para criar uma unidade superficial em sua personalidade. Essa unidade não existe no indivíduo esquizóide, que foi esmagado. O processo esquizofrenizante quebra o espírito da pessoa mas não seu coração, e assim ela fica menos vulnerável do que a rígida a uma doença cardíaca. Seu coração também está mais aberto ao amor, mas esse amor que ela busca é mais infantil. Ao mesmo tempo, está menos interessada nas artimanhas para se vencer na vida.

As Figuras 12a e 12b são úteis para ilustrar a dinâmica destas diferentes estruturas de personalidade. A primeira representa a estrutura rígida (personalidade narcisista), associada ao pânico latente. Como o demonstra o diagrama, o centro egóico (área em sombra) domina a personalidade, enquanto o centro do coração está fechado e alheio. A linha dupla em volta do conjunto indica que a personalidade tem limites bem definidos e defendidos. Uma carga relativamente forte existe na superfície do corpo, assegurando um contato bom e estável com o mundo externo. Por outro lado, o contato com o coração e os sentimentos está reduzido.

A Figura 12b representa a estrutura oral ou esquizóide de personalidade, associada ao terror subjacente. Nesta estrutura, existe a condição oposta, ou seja, um ego fraco com poderosos sentimentos no coração. A área em sombra indica a predominância do coração. Em razão de uma superfície pouco carregada, os limites do ego na estrutura esquizóide são fracos e sem defesa, do que resulta uma pessoa supersensível, facilmente magoável, mais propensa a recuar do que a lutar para se defender de insultos e traumas.

Tony era uma pessoa que exibia aspectos de ambas as condições, embora predominasse o pânico inconsciente. Sua queixa — depressão e falta de sentimentos — é muito comum atualmente. Se-

Figura 12a. A personalidade rígida ou narcisista.

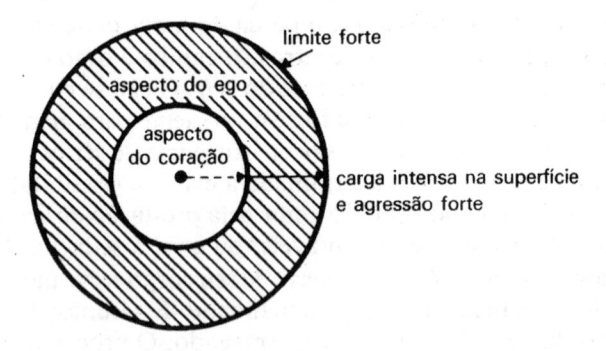

Figura 12b. A personalidade oral ou esquizóide.

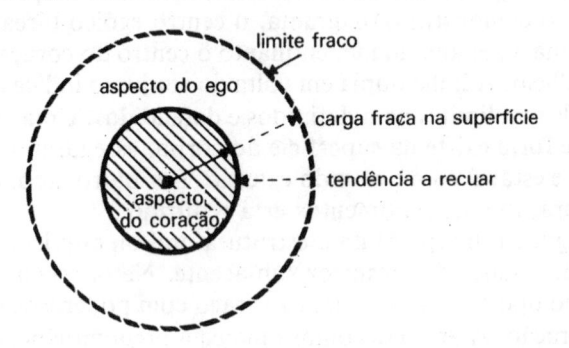

gundo Tony, a vida não lhe oferecia qualquer interesse; admitia que era fácil ficar o dia todo deitado na cama, assistindo televisão. Praticamente todos os seus movimentos exigiam a interferência de sua vontade, pois ele havia imobilizado seu corpo a ponto de não poderem mais ocorrer movimentos e emoções espontâneas. Era bem constituído e musculoso mas um nível incomum de tensão em sua musculatura voluntária havia enrijecido seu corpo. Uma vez que tinha os ombros erguidos e fixos naquele lugar, tinha uma enorme dificuldade de estender os braços para o alto, acima da cabeça. Tinha um peito pronunciadamente inflado e, por conseguinte, sua respiração era muito limitada. Claro que ele não conseguia chorar, embora a expressão de seu rosto, quando ele relaxava, fosse triste e infeliz.

Tony era filho único. Praticamente não tinha recordações de sua infância e só podia lembrar de muito poucos episódios em que seus pais tinham mostrado afeto por ele. Uma vez que sua mãe costumava jogar cartas com as amigas todos os dias, nunca havia alguém em casa para saudá-lo e recebê-lo, quando voltava da escola. Seu pai havia ido com ele de vez em quando a jogos de beisebol mas também batia nele sempre que ele desobedecia ou causava qualquer problema. Tony não podia lembrar das surras nos detalhes mas disse que costumava se esconder embaixo da cama para fugir do pai ou punha livros dentro da roupa para que as pancadas doessem menos. Ele costumava mencionar o tamanho das mãos de seu pai, como se com isso dissesse que elas o haviam amedrontado, mas não manifetava medo nem outros sentimentos em seus relatos. Era uma criança solitária, quase sem amigos ou companheiros. Quando adolescente, tirava dinheiro do pai para poder pagar programas para os amigos, e assim não ficava tão sozinho.

Era possível detectar no corpo de Tony sinais de seu relacionamento com os pais. Como resposta à hostilidade do pai ele se havia endurecido, como se dissesse: "Você não vai me quebrar, não vou chorar não importa o quanto você me bata." E ele não chorava quando o pai o espancava. Em reação à indiferença e à distância de sua mãe, tinha endurecido seu coração como se dissesse: "Não preciso de você. Não preciso de ninguém. Não me importo se ninguém me amar." Mas Tony não era um coração de pedra. Aliás, era um grande coração de manteiga, sensível à dor e ao sofrimento de seus filhos e amigos, pois ele também tinha sofrido muito. A dureza era uma coisa só de superfície, uma couraça para se proteger do frio e da hostilidade do mundo e do sofrimento interior. Mas ele também estava amortecido e paralisado pelo terror que sentia do pai, e isso aumentava sua dificuldade em se abrir e ir em busca do amor.

Quando Tony fez o exercício da respiração profunda, não quebrou no meio como os outros, nem entrou em pânico ou sentiu muita dor. Sentiu-se incomodado e os ombros ficaram muito doloridos mas não conseguiu sustentar o exercício por muito tempo. Por causa disso, sua respiração não se aprofundou num nível significativo e não houve nenhuma emoção mais intensa. Era claro que Tony estava com medo de se soltar. Felizmente, tinha consciência de estar se contendo demais, o que se mostrava com muita clareza na espasticidade de seus músculos, e ele reconhecia essa dinâmica como uma forma de resistência. Parte de sua pessoa estava determinada a não se perder com a terapia além do que ele já tinha sofrido na infância, quando o pai batia nele. Saber disso tornou-lhe possível permanecer em análise, apesar de progressos muito lentos. O processo de ajudá-lo a aprender a chorar foi longo mas a alternativa era pior, era a morte em vida de não ter sentimentos. Isso era tão angustiante que, em várias oportunidades, Tony exclamou: "Eu queria estar morto."

A rigidez e a tensão no peito deste paciente cotavam-no como candidato a um ataque cardíaco. Estava submetido a uma enorme quantidade de estresse físico oriundo da tensão nos músculos de seu corpo. Se o estresse fosse o único fator a determinar um ataque do coração, Tony teria tido poucas chances de evitar o seu, mas ele tinha uma maneira de minimizar o estresse que até então o tinha poupado. Ele não forçava nem se empurrava adiante. Como dizia, era fácil ficar o dia todo deitado na cama. Sua falta profunda de esperança impedia-o de tentar conquistar amor. Apesar de indiferente ao sucesso, havia consolidado uma atividade comercial bem-sucedida, graças a uma inteligência agudíssima e à capacidade de deixar que os outros trabalhassem por ele. A extrema rigidez e dormência de seu corpo deixava sua mente livre para funcionar com objetividade no mundo. Incapaz de sentir e agir, Tony recorria a pensar. Vivia na cabeça, e montava um quebra-cabeça por dia. Felizmente, era inteligente o suficiente para perceber que precisava mudar e que isso só poderia acontecer se seu corpo ficasse mais vivo, o que realizou através do trabalho corporal que faz parte da terapia bioenergética.

Após vários anos em terapia, Tony teve um sonho curto e extraordinário. "Sonhei que estava morrendo de câncer daí a uma semana", relatou. "Com muita calma, fiz todos os planos necessários à partilha de meus bens". Uma semana após este sonho, Tony se apaixonou. Para mim está claro o sentido dos dois acontecimentos. Tony havia manifestado várias vezes o desejo de morrer, mas nunca com aceitação. Era um sobrevivente e não precisava de amor e nem de mais ninguém. Acreditava que sua sobrevivência dependia de negar seus sentimentos e sensações mas, nesse sonho, percebeu que essa negação era o caminho que o levaria à morte. Viver é amar. Negar o desejo de amor é uma morte em vida que, inevitavelmente, terminará numa doença fatal. No sonho, Tony reconheceu que morreria se não se abrisse ao amor.

Seria Tony o único a igualar a sobrevivência à ausência do amor, do interesse pelo outro? Sua posição era radical mas o medo do amor é muito difundido, apesar de poucos poderem negar a importância desse elo. Um vez que esse medo está na raiz mesma da predisposição à doença cardíaca, iremos examiná-lo em detalhes no próximo capítulo.

Capítulo 5
O MEDO DO AMOR

Descrevi a cisão na personalidade entre a criança e o adulto, entre os sentimentos do coração e os impulsos do ego. Essa cisão caracteriza a pessoa rígida, que se identifica primariamente com o ego e com a pessoa adulta em que se tornou. Como vimos, a rigidez é uma defesa contra a dor da primeira mágoa de coração partido e a possibilidade de que o coração possa ser partido de novo. Junto com essa defesa está o temor inconsciente do abandono que é o mesmo que o próprio medo do amor. Se não amamos, não corremos o risco de perder o amor, e não podemos ser abandonados. Mas ficamos aprisionados por nossas defesas que, pelo simples fato de existirem, asseguram que nossos piores receios são justificados.

A defesa da pessoa rígida está em sua estrutura de ego. Render-se representaria uma regressão, do adulto de volta à criança e uma aparente perda de auto-estima, tão custosa de ser alcançada. Houve uma paciente que descreveu este dilema com muita clareza. Era uma mulher divorciada, de 31 anos, que vivia um relacionamento insatisfatório com um homem há dois anos e, nesse intervalo, queixava-se de que ele não tinha um interesse sério em sua pessoa. Certo dia, ela relatou, ele declarou estar pronto para um compromisso sério. "Eu tinha parado de me queixar e estava sentindo um pouco de amor por ele quando ele disse que queria mais, queria maior proximidade. Fiquei com medo e comecei a chorar. Se me entrego, posso ficar machucada. Se ele me deixar, ficarei arrasada. Se ele não me larga, me fundo com ele e perco minha identidade, passo a não ser mais ninguém.''

Como é que poderia sentir-se ninguém se se entregasse ao amor? Todas as canções e poemas falam que a entrega ao amor enobrece em vez de diminuir a pessoa. Só podemos entender essa aparente contradição se percebemos que, embora o sentimento de estar amando seja um estado positivo e excitante, a perspectiva de se apaixonar pode assustar algumas pessoas porque implica uma rendição do controle do ego. Na medida em que a sensação de si que essa paciente nutria dependia de seu ego, ela viria a se sentir ninguém se abandonasse tal posição. Por outro lado, se seu senso de si mesma tivesse sido fundamentado nas sensações de seu corpo, a entrega do controle do ego teria intensificado sua sensação de si mesma e ela teria sentido que realmente é uma pessoa. As pessoas que eliminaram suas sensações corporais como defesa contra a dor de um coração partido baseiam sua identidade em sua capacidade de controlar os sentimentos. Esse controle lhes dá uma sensação de poder que substitui a verdadeira sensação do si-mesmo. O poder cria a ilusão de que se é alguém. Como veremos neste capítulo, é o recurso das pessoas que temem amar.

A idéia de que o amor implica a fusão de duas pessoas só é verdadeira a respeito do relacionamento simbiótico entre um bebê e sua mãe. Conforme o bebê vai crescendo e se tornando mais independente, muda a relação. Independência significa que a criança é alguém com uma personalidade e uma existência próprias. Embora a independência completa não esteja estabelecida antes da maturidade, a noção de ser alguém começa bem cedo na vida da criança e, por volta dos 6 anos, já está bastante bem delineada. Mas esse processo depende de atendimento e provimento, de apoio e de amor por parte dos pais da criança. Quando isso não acontece e há a perda ou a ausência do amor, a criança sofre um prejuízo sério ou fica até mesmo bloqueada. Nesta situação, o desenvolvimento normal não ocorre e a criança permanece emocionalmente fixada num nível anterior, apesar de seu crescimento físico prosseguir e ela atingir inclusive a maturidade sexual. Num nível profundo — ou seja, em seu coração — essa pessoa permanece sendo a criança que não se separou plenamente de sua mãe para se tornar alguém viável. Parece que é maduro e independente mas esses traços não provêm da plenitude de uma pessoa que se sabe ser, nem das raízes plantadas na segurança do amor. A perspectiva de entregar essa posição ameaça o retorno ao estado emocional do primeiro ano de vida e da infância, o que é uma possibilidade assustadora o bastante para quem cresceu se sentindo impotente, dependente, desamparado e desprovido de uma segurança a seu próprio respeito.

Uma vez que esse indivíduo precisa amar mas tem medo de se abrir completamente ao amor, faz arranjos com os parceiros de modo a que usem um ao outro. Podem até sentir uma certa afeição recíproca mas seu acordo de relação serve, essencialmente, para mascarar seu temor de se entregarem. Esses acordos não são conscientes e replicam a relação que havia com a mãe ou com o pai. Enquanto essa situação funcionar, mantém dentro de certos limites o temor do abandono, mas em si não é satisfatória pois não pode substituir o amor.

Não é preciso mais do que arranhar a superfície da maioria das relações para encontrar logo abaixo alguma forma de arranjo. O mais comum é o seguinte: se você estiver disponível para atender às minhas necessidades, eu também me tornarei disponível para atender às suas. Certo paciente expressou sucintamente esta idéia quando disse, referindo-se a seu casamento: "Brinco de pai da menininha que ela é, e ela faz de conta que é a mãe do menininho que sou." Pode parecer que um arranjo destes seja eficiente mas, na realidade, esse paciente alimentava uma tremenda hostilidade contra a mãe porque ela o havia mantido sempre um menininho; essa hostilidade tinha sido transferida para sua esposa. Ele não havia reconhecido que seu casamento era mantido intacto por esse arranjo, enquanto o mesmo não se desfez por completo. Terminou ficando magoado por ser tratado como um garotinho por uma mulher que era, ela mesma, emocionalmente imatura. No entanto, não conseguia deixá-la porque a noção de que ela precisava dele lhe dava uma certa sensação de segurança. Em geral, as pessoas moldam suas relações dentro destes parâmetros, com medo do abandono. Somente confrontando o pânico subjacente é que se torna possível lidar com esse problema.

Paul, um médico de 40 anos, descobriu tudo isso numa certa sessão terapêutica. "Existe uma tensão no meu peito", ele me contou. "Tem alguma coisa lá que quer sair." De repente ele percebeu que o sentimento que estava em seu peito era o de tristeza. "Tenho medo de minha tristeza", admitiu. "Sinto o quanto tenho sido solitário. Não tenho coragem de abrir meu coração". Quando a sensação de tristeza ficou mais funda, exclamou: "Mas como você pode fazer isso comigo? Está partindo meu coração". Paul falava no presente porque estava revivendo a experiência do coração partido. Quando falamos sobre a sensação em seu peito ele comentou: "Não há nada lá dentro, nenhum sentimento. Parece vazio. Não sinto meu coração". Para mim, essa declaração significava que ele não sentia o amor que havia em seu coração. Para chegar até o amor que ele havia bloqueado e alienado tão no início de sua vida, para que pudesse sobreviver, Paul precisava regredir ao primeiro ano de vida. Deitado no divã, estendeu os lábios suavemente para frente como um bebê que quer mamar. Quando fez isso, sentiu o anseio pela mãe que havia suprimido por tanto tempo e começou a chorar. "Eu quero você", e acrescentou, "fico com medo".

A meninice de Paul é semelhante à dos outros que já apresentei. Quando seu pai morreu, Paul se tornou o homenzinho da casa. Sua mãe era sedutora em relação a ele, convidando-o para um relacionamento íntimo mas, quando ele demonstrou um interesse sexual por ela, ela o humilhou e controlou. Este relacionamento era pervertido porque Paul sempre tinha de ceder às necessidades e desejos da mãe, antes de poder atender a si. Por culpa de suas sensações sexuais e temendo ser abandonado, prometeu ser um bom menino.

Na terapia, Paul pôde reconhecer sua tristeza e discutir seu relacionamento com a mãe. "Pela primeira vez na vida, estou sentindo o que sentia quando criança", observou. "Coitado do molequinho. Isso me deixa maluco". Depois deu vazão a uma parte de sua raiva socando o divã.

Este incidente da análise de Paul foi apenas um dentre outros episódios dramáticos que lhe permitiram compreender em profundidade sua pessoa. Antes de entrar em terapia, não tinha consciência de não ser amoroso pois vivia uma boa quantidade de relações com mulheres a quem se sentia ligado. Mas esses relacionamentos replicavam o vínculo com sua mãe, a quem ainda estava preso. Cuidava delas, estava disponível, e, em troca, elas se tornavam sexualmente disponíveis para ele. Essas relações não se baseavam na paixão ou em sensações profundas, mas em necessidades. Paul necessitava de suas parceiras no plano sexual e elas precisavam do interesse e do apoio que ele oferecia. Algumas pessoas se valem desta espécie de interdependência para fundamentar um casamento mas Paul estava em busca de algo mais profundo e rico — o amor. Por causa disso, ele nunca se havia casado. Por mais que tentasse, não conseguia encontrar amor, essencialmente porque não estava aberto para isso.

Paul se considerava alguém que podia tomar conta de uma mulher e que gostava de fazer isso. Dava-lhe uma sensação de superioridade que compensava sua vivência interior de "pobre coitadinho". Quando criança, coitadinho, tinha se sentido impotente e desamparado contra o poder da sedução e das ameaças de sua mãe. Os mecanismos de compensação, contudo, só modificam a aparência da realidade; em nível sexual, Paul ainda era o coitadinho castrado psicologicamente pela mãe. Essa castração tornava-se evidente em sua incapacidade de conquistar uma mulher com seu próprio poder de sedução sexual, valendo-se, em vez disso, de sua disponibilidade para servi-la. O papel compensador que desempenhava tinha uma certa finalidade: sustentava sua potência eretiva ao diminuir seu temor de ser humilhado e rejeitado. Infelizmente, porém, também contribuía para reduzir sua potência orgástica.

Esses arranjos são baseados no que os parceiros crêem ser suas necessidades. Por exemplo, uma mulher pode necessitar da admiração de sua esperteza, inteligência, encantos como fêmea, tal como quando era uma garotinha. Mas essas são qualidades admiráveis numa criança, não numa mulher. Mas há muitos homens que as admiram justamente nas mulheres, pois elas falam não apenas ao menininho que existe em seu íntimo como à sua necessidade de se sentir masculino e superior. Essa cisão no interior da personalidade pode parecer um acordo ideal mas, na prática, nunca funciona porque não satisfaz as verdadeiras necessidades de nenhum dos dois. Pode ser que a mulher que faz o papel da menininha sedutora excite um homem mas sua falta de maturidade emocional, em particular no plano sexual, acabará tornando-o insatisfeito. Ele terminará ressentido com a dependência que ela tem dele, da mesma maneira como ela enfim ficará ressentida da pose de superior que ele ostenta, mais ainda depois que ele revelar a extensão em que necessita de apoio e segurança por parte dela. Afinal de contas, se ele é esse menininho, como é que pode tomar conta dela? Mais cedo ou mais tarde, o que parecia o romance perfeito terminará desintegrando-se em recriminações e mostras de hostilidade.

Sentir que somos necessários numa relação pode nos dar a sensação de poder e de uma maior segurança mas isso é uma ilusão pois amor e poder são valores opostos e antagônicos. O poder jamais conquista de fato o amor, especialmente quando se trata de poder baseado em dinheiro ou sedução sexual. O poder opera apenas para inchar a auto-imagem, tornando-nos mais conscientes em nível do ego; o amor, por sua vez, exige a rendição do ego, ao mesmo tempo em que enfatiza a corporalidade. Não podemos controlar o outro e alegar amá-lo. Pela mesma lógica, não podemos dizer que estamos amando e que temos controle de nós mesmos. O autocontrole é um elemento importante apenas naquelas relações em que o poder é determinante. É uma pena que os pais usem tanto do poder — na forma de punições — em sua relação com os filhos.

No que tange a punições, é irrelevante se se trata da aplicada a criminosos ou a crianças; em ambos os casos, é um exercício de poder. Embora possa ser justificada como maneira de corrigir comportamentos, sua real intenção é informar ao outro quem manda. Pode até promover a disciplina, mas com a mesma facilidade pode incentivar a revolta. Seu uso em crianças é altamente questionável em primeiro lugar porque são inocentes em suas intenções; em segundo, porque consideram seus pais seus protetores, não seus carrascos. A criança pequena vivencia a punição física como traição de seu amor e de sua confiança. E o que mais poderia sentir? Claro que lhe dizem que isso é para seu próprio bem mas, com o tempo, ela pode até acabar acreditando nisso. E então estará traindo a si mesma ao se voltar contra suas próprias sensações e sentimentos. Os treinadores de cães evitam punir os animais em treinamento porque sabem que existem meios melhores de atingir suas metas. Uma vez que os cães são ávidos para agradar, recompensar seu bom comportamento é muito mais eficiente. Como o sabe todo treinador, para treinar um cão é preciso paciência, algo que muitos pais têm em pouca quantidade, no que tange à educação dos próprios filhos.

Uma vez que as crianças não têm nenhum poder real contra os pais, devem submeter-se quando o poder é usado contra elas. Essa é um sujeição apenas superficial, porém, porque no fundo estão criando um eixo rígido de resistência. O mais comum é não chorarem quando apanham ou são magoadas. Como já vimos, os homens que quando meninos apanharam dos pais acham muito difícil chorar, independente do quanto estejam doídos. Quando esse tema vem à baila em terapia, explicam sua reação como uma forma de defesa: "Não vou dar a ele o gostinho de me ver chorar" — e falam como se seu pai estivesse ali na sala. Essa defesa se torna estruturada em seu corpo como rigidez e se generaliza aos outros. "Ninguém vai me derrubar", torna-se seu lema.

Alguns adultos impedem que suas sensações e sentimentos atinjam a superfície, como resposta aos abusos sofridos na infância. Uma certa moça cuja expressão facial era uma máscara formidável explicou o seguinte: "Minha mãe estava sempre me observando, sempre estudando meu rosto. Parecia ter uma satisfação perversa em saber tudo que eu estava sentindo. Eu precisava esconder dela o que sentia." Não demonstrar o que sente pode dar à pessoa uma sensação de poder nas relações mas, ao mesmo tempo, reduz em muito a possibilidade da confiança. Neste sentido, o autocontrole, que parece uma qualidade tão admirável, representa o medo do amor.

A maioria das relações entre homens e mulheres começa com algum sentimento amoroso entre eles e um bom número deles termina por causa das lutas de poder que vão surgindo conforme o relacionamento se torne mais íntimo. Diz-se que a familiaridade alimenta o menosprezo. Quando o casal passa do namoro para a convivência na mesma casa, ficam expostos às fraquezas e deficiências do outro, das quais podem se prevalecer para alcançar uma posição de superioridade. Críticas porém suscitam a defesa e incentivam uma atitude crítica como retorno. À medida que isso acontece, a excitação que primeiro os uniu diminui mas pode ser que prossigam juntos por uma questão de conveniência. Esse arranjo, no entanto, causa ressentimentos. Acabam encontrando-se numa situação que lembra em muitos aspectos a vida que levaram quando crianças. Podem sair da relação, brigar com ela, ou se resignar à perda de sua esperança de viver com amor e alegria. Mas a resignação provoca câncer, enquanto a briga geralmente termina com um ataque cardíaco. Ainda assim, sair da relação não resolve o problema pois um segundo relacionamento muitas vezes se revela não ser melhor do que o primeiro. Para sair dessa armadilha, o casal precisa enfrentar seu medo do amor.

No nível mais profundo, o medo do amor é idêntico ao medo do sexo oposto. No inconsciente, todos os homens identificam as mulheres com suas mães, da mesma forma como estas identificam os homens com seus pais. Essa é uma identificação natural. Se o genitor de sexo oposto ao nosso foi delicado, amoroso e forte, teremos pouca dificuldade com nosso parceiro mas, lamentavelmente, isso quase nunca acontece. A maioria das pessoas lembra que sua relação com os pais era repleta de conflitos. Sentiam-se usadas e tinham a expectativa de serem traídas ou magoadas. A sobrevivência exigiu então um *modus vivendi* tal que se pudesse viver com alguma segurança, negando muitos dos aspectos negativos dessas relações e suprimindo uma parte considerável das sensações negativas. A supressão, porém, só força a saída dessas sensações do âmbito consciente, pois elas continuam atuando por meios sutis e insidiosos.

Como Tony, descrito no capítulo anterior, Peter veio em busca de terapia porque estava deprimido. Não tinha prazer em seu trabalho, em sua vida doméstica e estava tendo atritos constantes com a esposa que o acusava de ser muito fechado com ela e de refrear-se em relação ao sexo. Ele admitia que ela não o excitava e que não conseguia excitar-se quando ela o procurava em busca de intimidade. Havia também a queixa de que ela não o aceitava e o fazia sentir-se culpado por sua falta de interesse. Peter também via defeitos na esposa: era obesa, desleixada em seus deveres como dona-de-casa e assumia poucas responsabilidades por si mesma. Peter sentia-se horrível mas quando sugeri que talvez pudesse sair desse casamento resistiu à idéia. Disse que tinha afeto pela esposa e que, às vezes, se davam bem. Além disso, não queria ficar sozinho. Admitiu que era muito fechado e que teria dificuldades para fazer com que uma relação com qualquer outra mulher desse certo. Sua impenetrabilidade também interferia em suas relações profissionais. Peter admitia que estava preso numa armadilha, e isso aumentava sua depressão mas tirá-lo daí não era nada fácil. Todas as forças opressoras de sua personalidade, oriundas de sua infância, tinham de ser entendidas e liberadas.

Peter era o mais jovem de três filhos. Quando tinha 5 anos, seus pais se separaram e os meninos ficaram com a mãe. Embora visse o pai de tempos em tempos, não sentia nenhuma proximidade real com ele. Sua mãe o menosprezava verbalmente com freqüência e mantinha as crianças afastadas dele. Seus irmãos eram bem mais velhos que ele e Peter tinha pouco contato emocional com ambos. Tinham conservado uma afetividade maior com o pai e o viam mais vezes, depois de sua saída. Peter ficara mais com a mãe, que trabalhava em regime de tempo integral. Ele a descreveu como uma mulher triste e um pouco deprimida, constantemente cansada, com pouco para lhe dar e ressentida das exigências que ele lhe fazia. Sentia pena dela, contudo, e como todo garoto faria numa situação dessas, tentava fazê-la sentir-se bem. Não dava certo e deixava Peter sentindo que algo era esperado dele que não estava ao seu alcance propiciar.

A qualidade fechada da personalidade de Peter ficava evidente em seu corpo, extremamente tenso. Seu queixo era duro e os olhos apertados. O mais significativo, porém, era o peito muito cheio, que parecia conter um sofrimento enorme. Mas, felizmente, quando fez os exercícios respiratórios, começou logo a chorar e soluçar. Sentia a tragédia de sua vida e da de sua mãe. Chorar liberou uma parte de sua tristeza e se sentiu melhor com isso mas seus conflitos não estavam resolvidos ainda. Peter continuava trancado dentro de suas costas tensas e alimentava uma considerável hostilidade pelas mulheres. Sentia-se sobrecarregado por sua tristeza e desamparo, criticado por sua inadequação. Estimulei-o a dar socos no divã, na sala terapêutica, a fim de manifestar em parte sua raiva pela esposa e pela mãe. "Me deixem sozinho", falava enquanto isso. "Não sou seu escravo, não posso atender suas necessidades, estou com raiva de você, poderia te matar". Quando mais raiva ia soltando, melhor ia se sentido. Essa explosão mostrou que poderia ser livre, que poderia ser homem, que não era obrigado a ser um "garanhão" para sua esposa. Ele lhe responderia quando tivesse desejo por ela.

É verdade que a falta de interesse de Peter pela esposa pode ter sido uma forma de recusar-lhe afeto. Esse comportamento é semelhante ao de uma criança que não come o que está no prato para irritar a mãe. O comportamento rancoroso é uma manifestação indireta de raiva e é usado quando a expressão direta desse sentimento está vetada. Às vezes Peter tinha ereção quando se deitava ao lado da mulher mas, se ela correspondia ao seu interesse, ele perdia a ereção. O fato de ele admitir a natureza rancorosa desta atitude não a eliminava, porém. Para deter esse rancor ele precisava manifestar a raiva subjacente. Estimulei-o a desafiar a esposa, o que começou a fazer de tempos em tempos. Sempre que tinham uma briga, o estranho é que sua potência sexual aumentava e seu relacionamento melhorava. No entanto, sentia culpa de ter-se mostrado tão agressivo e de ter exposto sua raiva. Era uma culpa de origem sexual.

Peter relatou que sua mãe tinha o hábito, quando voltava do trabalho, de deitar-se espalhada no sofá da sala com as pernas bem abertas, o que mostrava sua calcinha. Quando ele passava por ela, seus olhos eram sempre atraídos para essa parte de seu corpo. Mas quando ela o apanhava olhando, devolvia-lhe um olhar tão pesado que ele se encolhia todo por dentro. Isso acontecia com bastante freqüência pois ele não resistia à vontade de olhar. Tinha vergonha de si mesmo, em especial porque alimentava fantasias sexuais sádicas e pornográficas como resultado de sua excitação em suspenso. Eram essas fantasias que o faziam sentir-se sujo e confirmavam o olhar de desaprovação da mãe. Ele, porém, não conseguia sentir raiva, porque dependia dela, sentia pena e se achava transgressor. Estava preso como numa armadilha e se fechou por dentro para poder esconder sua vergonha. Incapaz de desforrar-se da mãe por excitá-lo e depois humilhá-lo, desforrava-se em sua esposa recusando a sexualidade.

Essa análise ajudou a liberar a raiva de Peter que ele expressou com mais veemência na terapia e mais abertamente em casa. A reação da esposa foi positiva. Ela também decidiu entrar em terapia para elaborar alguns de seus problemas; antes, tinha colocado a culpa toda por sua infelicidade no marido. Seu relacionamento conjugal continuou melhorando conforme Peter ia se abrindo mais e mais. Também no trabalho sua situação melhorou de modo acentuado.

Na minha opinião, a maioria dos homens teme as mulheres. Em geral não têm consciência desse medo, assim como não sabem da presença da hostilidade. Podem dizer que desfrutam do sexo mas se no inconsciente alimentam sensações negativas pelas mulheres, não serão capazes de se entregar ao sexo por completo e terão um prazer limitado.

Muitos homens travam lutas de poder com suas parceiras. Consideram-nas exigentes e controladoras e crêem que comprometerem-se numa relação amorosa implica uma perda da liberdade pessoal. Estes homens justificam seus casos extraconjugais como asserção de sua liberdade. Em certos casos, essas sensações podem ser justificadas mas, mesmo assim são as sensações de uma criança que sentiu a mãe como pessoa controladora. Depois de terem reprimido a lembrança dessas experiências infantis, os homens projetam em suas esposas a raiva que sentiram das mães. Tudo isso acontece em nível inconsciente, razão pela qual os maridos e as esposas têm tanta dificuldade para resolver seus conflitos.

Ajuda enfatizar que um homem de verdade não pode ser dominado nem controlado por uma mulher. Não são iguais? Sendo assim, por que é que ele não se coloca? A incapacidade do homem em fazer frente à mulher sugere que ele a considera uma figura materna. Se ele se queixa de que ela o castra, é seguro assumirmos que sua mãe realmente o castrou. A mulher pode castrar uma criança mas não pode castrar um homem de verdade.

Em casos como estes, vale a pena verificar a história da infância da pessoa para nos informarmos por que e como ele sofreu a perda de sua masculinidade. É inevitável que o medo das mulheres possa ser reconstituído em suas origens à mágoa, ao coração partido, que a criança viveu em sua relação com a mãe. O processo de análise almeja ajudar a pessoa a se libertar das fixações que a prendem ao passado de modo que possa viver plenamente no presente.

Há homens que são rasgadamente cruéis e sádicos em seu tratamento das mulheres. Ao invés de conterem seus sentimentos negativos e de mágoa, dão vazão incontida aos mesmos. O mais comum é que tenham um acesso de raiva diante de uma frustração insignificante. Pode parecer que essa explosão expresse raiva, mas existe uma diferença importante entre a raiva e a ira. A manifestação da raiva é uma ação construtiva destinada a recuperar os sentimentos positivos do relacionamento. Já a ira tem um efeito destrutivo e sua finalidade é controlar a outra pessoa. A ira procede da frustração, não da mágoa e em geral implica a negação do poder, o que explica por que é manifestada tantas vezes sobre pessoas inferiores.[1]

Poucos homens podem confrontar uma mulher de modo direto e auto-assertivo. São então capazes de sentir uma profunda afeição e segurança em seus relacionamentos e expressam essas atitudes no ato sexual, quando nem ejaculam prematuramente, nem se controlam.

O homem passivo, por outro lado, tende a ser prematuro. A tensão de seu corpo, decorrente da necessidade de suprimir suas sensações negativas, reduz sua habilidade para tolerar o aumento de sua exibição. Não consegue entregar-se à sua excitação sexual da mesma forma como não dá vazão à raiva que nutre pela mãe e por todas as outras mulheres. A prematuridade pode ser uma forma que o homem tem de desforrar-se em sua parceira, privando-a da satisfação? Talvez, mas então sua própria satisfação também sofre uma redução correspondente. Uma interpretação mais correta da prematuridade é que se trata de uma mostra do medo, do medo de fazer frente à mulher, enquanto sua excitação aumenta.

Por sua vez, o homem hostil mantém a potência eretiva retardando sua ejaculação, e isso lhe dá uma sensação de poder. Nesta manobra inconsciente, o falo ereto é visto como uma arma com a qual pode dominar e forçar uma mulher. Atrasar o clímax é também entendido como uma forma de não se entregar. A conseqüência desta manobra é reduzir o prazer e a satisfação do homem, o que também faz menor o prazer da parceira, pois que a excitação desta se engrena com a dele e em parte lhe é dependente.

Muitos homens tentam conter deliberadamente sua ejaculação para que a parceira possa chegar ao clímax. Geralmente conseguem fazer isso desviando sua atenção do sexo e, assim, diminuem a excitação. Uma manobra como essa quase nunca se mostra satisfatória para qualquer um dos dois. O mais comum é que a mulher, nessa situação tenha que se esforçar para chegar ao clímax porque o nível geral de excitação está reduzido. Por seu lado, o homem pouco aproveita do ato sexual embora possa pensar, erradamente em muitas circunstâncias, que satisfez a mulher. No inconsciente, ele a considera um monstro que, quando não satisfeito, pode destruí-lo. Conter ou retardar a ejaculação é como conter os sentimentos e sobrecarrega a relação com um estresse enorme, predispondo o homem a doenças cardíacas. Essa estratégia se assemelha à do coito interrompido, na qual o homem deve reduzir sua excitação para poder controlar sua resposta.

Amar uma mulher é desfrutá-la. Essa afirmação com os termos invertidos é igualmente verdadeira. Desfrutar de uma mulher é amá-la. Mas homem nenhum pode amar uma mulher se a teme, se sente necessidade de controlá-la ou dominá-la, se sente raiva ou hostilidade a seu respeito. Se o homem tem medo da mulher, terá a atitude de servi-la; se lhe for hostil e sádico, exigirá que ela o sirva. Mas o amor não é um ato de auto-sacrifício. Tampouco é algo que alguém dê. Em vez disso, o amor vem de quem a pessoa é: um ser amoroso.

As mulheres têm tanto medo do amor quanto os homens. Quando eram pequenas, foram submetidas às mesmas mágoas que os meninos e se viram igualmente presas nos mesmos joguinhos de poder entre os pais, empurradas e impelidas de um lado para o outro, para servirem às necessidades dos adultos. Como tivemos oportunidade de ver, é mais comum que as meninas sejam seduzidas pelos pais a uma cumplicidade contra a mãe. Dessa forma, são colocadas em posição competitiva em relação à mãe, que é mais forte. Em conseqüência disso, procuram o pai em busca de proteção. Caso ele proteja sua filha, ela ficará presa na armadilha de um relacionamento dependente terminando como a "queridinha do papai". Se ele não a protege porque teme a esposa e sente-se culpado por seu comportamento sedutor, a menina se sentirá traída. Nesse caso, ela se voltará para a mãe e será queridinha da mamãe.

Já adultas, as queridinhas do papai são sedutoras diante dos homens e sensíveis a suas necessidades, da mesma forma como o foram com os pais. Vêem como seu papel estarem "disponíveis" para os homens. As queridinhas da mamãe assumem o papel oposto. Depois de terem sido traídas pelos pais, sentem raiva e hostilidade pelos homens. Entretanto, esses papéis podem e devem mudar. A mulher que desempenha o papel de filha sensível e amorosa para o homem que parece forte e paternal pode tornar-se crítica e difamadora quando ele manifesta o lado infantil de sua personalidade. Pode ser que também dê bastante apoio a um homem necessitado, porém só o fará porque se sente superior. Pobre menininho, poderá pensar, precisa de um pouco de colo da mãe. Pela mesma razão, a mulher dura e agressiva pode agir como garotinha quando precisa de afeição.

Sally era uma mulher atraente de mais ou menos 40 anos quando veio me procurar depois de os amigos terem insistido. Tinha experimentado *est* e várias outras modalidades terapêuticas em busca de algo que não conseguia denominar. Era bem-sucedida em seu próprio negócio e havia vários homens interessados nela. Poderia ter-se casado com quem quisesse, mas na verdade não queria se casar. Os homens que de fato a atraíam não estavam interessados em casamento.

Quem visse Sally em sua atividade profissional ou em sua vida social não diria que estava com problemas. Era cheia de animação, parecia feliz e conversava com todo mundo. Mas, se fosse observada com cuidado, era aparente que seu comportamento não passava de uma fachada. Quando não estava sorrindo nem se fazendo de alegre, seu rosto tinha uma expressão caída e seus olhos não expressavam nada. Dava a impressão de ser uma pessoa perdida, cuja fachada tinha a finalidade de esconder sua grande tristeza, tanto de si quanto dos outros. Seu corpo revelava uma divisão profunda de sua personalidade. Tinha uma cintura bem estreita, que repartia seu corpo em duas metades distintas. A metade de baixo era cheia e de belos contornos mas não carregada de energia suficiente, e dava por isso a impressão de passividade. Sua respiração não chegava até seu abdômen. A metade de cima era estreita e miúda, com seios fartos. O pescoço era mais esguio e longo de sorte que não parecia que sua cabeça estivesse bem ligada ao peito. Claro que sua cabeça não tinha ligação com seu coração e que este estava desvinculado de seus órgãos genitais.

O relacionamento de Sally com os homens era algo incomum. Dava-se sexualmente a eles, cobria-os de presentes e ajuda. Em função disso, eles se utilizavam dela. Mas essa atitude não a deixava com raiva porque era o que esperava que acontecesse. Seu comportamento era amor ou alguma espécie de sacrifício de si mesma? Para responder a essa indagação, precisávamos examinar sua relação com o pai, a quem tinha sido muito ligada. Segundo seu próprio depoimento, faria por ele qualquer coisa. Admirava-o muito. Ele tinha sido muito ferido na guerra mas se recuperara de forma espantosa e acabara se tornando um advogado de êxito. Eram um a menina dos olhos do outro. Mas quando adulta, os olhos de Sally tinham perdido o brilho. O que tinha acontecido de fato entre eles?

Sally tinha um irmão mais velho que era bastante ligado à mãe, menos porém do que Sally ao pai. Ela e a mãe não eram muito próximas. Sally considerava-a imatura e dependente, e se achava superior em praticamente todos os aspectos. No decurso de sua análise, afirmou muitas vezes que sua mãe não tinha nunca ficado ao seu lado. Pude ver que o rosto de Sally estava tenso, que respirava superficialmente e que sua voz saía espremida, sinais todos que indicavam a privação da mãe e do atendimento que ela lhe deveria ter dado nos primeiros dois anos de sua vida. Deitada no divã, estendeu adiante os braços e isso desencadeou a vivência de sensações e sentimentos dolorosos. Comentou que não adiantava: "Nunca vou conseguir", referindo-se ao amor; em seguida, começou a chorar de mansinho. Num nível mais profundo, Sally sentia desespero. Conforme a terapia avançava, a sensação de desespero se tornava mais profunda. Em diversas oportunidades exclamou: "Não quero viver". Sua fachada estava em pedaços. Apesar de doloroso, sofrido, era o passo necessário para que em sua luta recuperasse sua verdadeira natureza.

Sally alegava que seu pai a amava, o que explicava sua ligação com ele. Mas se o interesse dele pela filha tivesse sido generoso, ela teria consolidado uma imagem positiva a seu próprio respeito. Infelizmente, porém, seu amor pela filha viera marcado por um interesse sexual. Quando investigamos mais a fundo essa questão, ela admitiu que sentira essa espécie de interesse da parte dele. Embora o amasse muito, não quisera nunca ficar sozinha com ele em casa. Várias vezes ele havia tentado beijá-la na boca e, uma vez, tentara levá-la para a cama, o que muito a assustara. Depois de crescida, começou a sair com os rapazes e isso o aborreceu. Ele dizia que as meninas que são fáceis para os rapazes são prostitutas.

Como é que Sally poderia se haver com sua sexualidade quando era estimulada pelo interesse do pai e negada por seu puritanismo? Sua resposta foi dissociar-se dela. Era por isso que não podia identificar-se com a parte de baixo de seu corpo. Era de uma limpeza compulsiva e muitas vezes disse que a parte de baixo de seu corpo era suja. Apesar disso, Sally tinha se tornado uma mulher muito sensual e havia muitos homens fortemente atraídos por ela. As curvas da parte de baixo de seu corpo indicavam seu potencial para a sexualidade, enquanto que o fato de ser rígida e passiva, desprovida de sensações, expunha o quanto temia se entregar. Embora Sally tivesse tido muitos homens, nunca tivera um orgasmo. Ao discutir sua vida sexual descreveu-se: "Sou uma prostituta virgem".

Sally amava os homens? Sim e não. Seu relacionamento com eles era paralelo ao que havia existido com seu pai. Ele lhe tinha sido disponível em parte, como provedor, e ela havia estado do lado dele em termos da excitação que existia entre ambos. Mas não sexualmente. Era um tabu, pois a tornaria, caso contrário, numa verdadeira vagabunda, e não na prostituta que ainda era virgem. Amava os homens porque eram uma fonte de excitação e de vida, mas também os odiava porque a usavam, maculavam e humilhavam, como seu pai havia feito. E porque se permitia ser usada, tendo inclusive encorajado que isso acontecesse quando criança, também se odiava.

Sally não era do tipo rígido. Seu peito tinha uma certa maciez, seu corpo era flexível. Não tinha apenas o coração partido: tinha sido esmagada a ponto de não ter praticamente qualquer sensação de si mesma, nenhuma sensação de que tinha direito de exigir ou mesmo de pedir algo que quisesse. Em termos psiquiátricos, poderia ser descrita como uma personalidade *borderline*.[2] Sua noção de si mesma era muito tênue e poderia facilmente ser perdida. Poder-se-ia dizer também que o coração de Sally era aberto. Em conseqüência disso, era propensa a uma doença das coronárias tal como o tipo rígido e encouraçado de personalidade. Ela não lutava para conquistar amor, pois não acreditava que algum dia pudesse ser amada por ser quem era. Mas era fato que precisava de alguma espécie de contato com os homens, pois, do contrário, se sentia imensamente sozinha.

Uma vez que o coração de Sally estava aberto, é lícito dizer-se que havia um pouco de amor em seu coração pelos homens com quem se envolvia. Mas essa sensação estava limitada ao coração e não se estendia ao resto do corpo. Se tivesse amado esses homens também com seu corpo, teria desfrutado do contato sexual com eles e experimentado uma certa medida de prazer orgásmico.

O problema do caráter rígido é abrir plenamente o coração ao amor. O problema de Sally era tornar-se uma pessoa com alguma noção de si mesma. Isso exigia um duplo confronto: expor seus anseios, o que lhe permitiria descarregar sua tristeza por meio do choro, e ajudá-la a sentir e expressar raiva pela traição do pai. Essa raiva também sairia contra os homens que a usavam como mulher adulta. O fato de a terem utilizado com seu consentimento não mudava a raiva subjacente. Ao expressá-la, começou a recuperar sua sexualidade e a infundir vida à parte inferior de seu corpo, num processo que se valeu extensa e profundamente da respiração e de exercícios apropriados. Somente depois que a sexualidade fizesse parte de sua pessoa é que ela poderia dizer que de fato amava os homens.

As mulheres que amam os homens não se sentem nem superiores nem inferiores, e não alimentam ressentimentos ou hostilidade com respeito a eles. Todas as suas experiências com o sexo oposto durante sua fase de crescimento foram positivas. Não só os pais, mas também os irmãos e outros parentes do sexo masculino trataram-nas com respeito e afeto e seus pais evitaram fazer delas peões de jogo. Uma atitude assim para com uma criança, seja qual for seu sexo, só é possível quando não há lutas de poder dentro de casa, quando o amor e o respeito são as atitudes dominantes para com todos os membros da família, e quando a disposição de ânimo mais comum é a de prazer e de satisfação. Em termos simples, crianças saudáveis são o produto de pais amorosos. Mas não basta que os pais amem os filhos; o mais importante é que amem um ao outro. São pais que sexualmente se satisfazem um com o outro. As meninas que crescem em lares onde os pais se preenchem sexualmente um ao outro tornam-se mulheres que respondem com um orgasmo ao homem que amarem.

Uma das infelizes conseqüências do movimento feminista foi sua propensão a estimular as mulheres a culparem os homens por sua falta de satisfação e sensação de inferioridade. Essa crítica ao sexo masculino não é justa. Até agora, vimos por este livro que os homens também não são amorosa e sexualmente satisfeitos. Em termos de sua vulnerabilidade a doenças do coração e a mortes precoces, são o sexo fágil. Não se pode negar que sejam mais fortes em áreas como a política, os negócios, as atividades profissionais, todas elas movidas a poder. Poder que muitas vezes foi usado contra as mulheres. Mas é importante reconhecer-se que a posse do poder e seu uso não têm promovido o bem-estar dos homens. Eles não estão amando mais, vivendo mais tempo, ou tendo mais alegria por causa do poder. Em qualquer relacionamento, o uso do poder prejudica tanto a quem o usa como a pessoa que a ele se submete. Como demonstramos, o amor é destruído pelo poder.

A questão entre os sexos é a de um respeito igual, não a de poder igual. O que isto quer dizer é o seguinte: a mulher deve ser tratada com a mesma consideração que o homem. Pagamentos iguais por trabalhos iguais é apenas um direito natural da mulher como pessoa. Infelizmente, a expressão *trabalho igual* é enganosa. Estamos acostumados à idéia que a mulher executiva deve receber a mesma remuneração que o homem na mesma posição. Mas o que dizer de uma mulher responsável por um berçário? Será seu trabalho menos importante? Será que ela não deveria estar sendo paga no mesmo nível de uma outra que tenha nos ombros o encargo de igual responsabilidade? E a mulher que fica em casa criando os filhos: seu trabalho é inferior? Se medirmos os valores apenas em termos de dinheiro, estaremos introduzindo o poder em todas as relações humanas.

Se as mulheres perseguirem o poder na mesma intensidade que os homens, cairão nas garras da mesma doença que encurtou o tempo médio de vida da população masculina. Felizmente, as mulheres estão a salvo deste perigo, até certo ponto, por sua função natural como procriadoras. Até este momento em nossa história, o impulso feminino para ter filhos tem sido mais potente nas mulheres que o impulso para ganhar poder. A realização da mulher, porém, não está apenas em ter e criar os filhos, mas também em amá-los. Também aí a natureza dotou-as de uma vantagem em comparação com o sexo masculino, pois elas podem expressar seu amor pelas crianças de modo mais direto que os homens, quando amamentam os bebês. Da mesma forma como as mulheres que amamentam têm menos propensão a câncer de seio, é possível que tenham menos chance de sofrer de uma doença cardíaca.

Em termos gerais, as mulheres têm menos medo do amor que os homens. Têm menos medo de mostrar suas emoções, menos medo de serem ternas, menos preocupadas com sua imagem. Podem chorar com mais facilidade que os homens, em parte porque desde meninos os homens são pressionados a serem "durões". A proibição contra entregar-se à dor pode ter feito sentido no tempo em que os homens eram caçadores e guerreiros cujo papel primordial era o de proteger a tribo. Mas rigidez diante de uma perda não é a mesma coisa que bravura numa situação de perigo. Conter as lágrimas e soluços quando a pessoa amada morre não é um ato de bravura, mas sim de autodestruição.

Por uma questão de natureza e de condicionamento os homens sempre foram o sexo mais forte. Mas força não precisa significar dureza ou rigidez. A ternura é uma vantagem num homem, tal como na mulher, embora para ele possa talvez ser mais difícil de vir à tona. Ainda assim, o homem que não consegue desvencilhar-se de suas defesas, erguidas para proteger seu coração das mágoas, jamais amará. Além do mais, como veremos a seguir com mais detalhes, é essa falta de amor que causa doenças cardíacas.

Parte dois

CORAÇÃO PARTIDO
E DOENÇA CARDÍACA

Nos capítulos precedentes estudamos a natureza do amor e examinamos sua ligação direta com o coração. Vimos que muitas pessoas de nossa cultura sofrem uma perda amorosa já na infância, que as deixa com o coração partido. Em nome da sobrevivência, suprimem a dor criando uma couraça protetora; em outras palavras, tornando rígidos os músculos que envolvem o coração na parede torácica. Esse enrijecimento restringe e limita a respiração, o movimento e a sensibilidade, impondo um estresse contínuo ao corpo e ao coração. É a existência desta espécie de estresse, a meu ver, que predispõe tantas pessoas a doenças cardíacas.

Na segunda metade deste livro, iremos investigar o relacionamento entre o coração partido e a doença cardíaca. Daremos atenção especial ao ataque do coração na tentativa de compreender por que ocorre. Do ponto de vista de um psicólogo ou de um analista, uma enfermidade séria nunca é um evento isolado, mas sim algo relacionado ao estilo de vida da pessoa. Iremos investigar algumas das forças que moldam esse estilo de vida, sugerindo formas de confrontá-las que sejam capazes de dar margem a uma vida relativamente isenta de estresse. O ponto fundamental, conforme veremos a seguir, é este: somente a pessoa sem medo de amar pode ter uma segurança relativa de que seu coração continuará saudável.

Capítulo 6
AMOR, ESTRESSE E O CORAÇÃO

A maioria das pessoas aceita hoje em dia a noção de um estresse exagerado causar enfermidades. Essa idéia geral, porém, não ajuda muito para explicar doenças específicas como uma doença das coronárias. Por que o estresse prejudica gravemente o coração de uma pessoa e em outra produz artrite, e câncer numa terceira? Em outros termos, qual é a natureza do estresse que pode atacar variadamente o coração, e que tipo de pessoas são mais vulneráveis a doenças do coração quando sofrem a pressão do estresse? Meyer Friedman e Samuel Rosenman abordaram a segunda parte deste problema quando iniciaram sua pesquisa pioneira a respeito das causas da doença coronariana. Sua pesquisa, conforme suas próprias palavras, tinha a finalidade de responder a duas questões: "Em primeiro lugar, os sentimentos, sensações e pensamentos de uma pessoa podem influir de algum modo no aparecimento de uma doença das coronárias? Segundo, no caso de haver essa relação, como é que funciona?"[1]

A primeira providência que estes dois cardiologistas tomaram foi estudar seus pacientes para verificarem quais características os distinguiam de outras pessoas. "Quando consideramos nossos pacientes sob este novo ângulo, como pessoas que possuíam outros órgãos além do coração enfermo, que tinham uma personalidade", disse Friedman, "tornou-se óbvio que não apenas seus corações tinham um desequilíbrio. Algo no modo como sentiam, pensavam e agiam também estava perigosamente desorganizado."[2] Observaram que quase todos os pacientes coronarianos manifestavam expressões faciais semelhantes, gestos corporais e verbalizações parecidas. Salientavam-se músculos tensos no queixo e na boca, assim como uma postura corporal tensa; movimentos dos dedos em rápido tamborilar ou tremor dos joelhos; punhos cerrados durante conversas habituais; ranger de dentes; movimentos corporais rápidos; fala acelerada e impaciência com o ritmo lento dos outros para falar; cantos da boca em esgar de menosprezo, expondo parcialmente os dentes.

Essas pessoas também tinham um modo parecido de reagir aos acontecimentos da vida cotidiana: eram muito competitivas e manifestavam uma necessidade intensa e premente de vencer; irritavam-se facilmente quando os outros diferiam delas; sustentavam opiniões fixas com raiva; mostravam-se muito impacientes quando um congestionamento de carros ou uma fila as detinha; precisavam terminar compulsivamente todas as coisas e por isso andavam e comiam muito depressa; não podiam tolerar a inatividade.

Friedman e Rosenman rotularam as pessoas que exibissem alguns ou todos esses traços de indivíduos tipo A; tipo B eram as que estavam livres dessas características. Segundo sua descrição, a pessoa tipo A é extremamente tensa, sofre de uma sensação de pressa crônica, alimenta uma hostilidade inespecífica da qual é inconsciente, luta contra uma auto-estima precária que compensa realizando coisas para vencer na vida.

Friedman e Rosenman aplicaram essa classificação a 5.500 homens saudáveis, ou seja, homens sem registro de doenças cardíacas, a quem acompanharam por um período de oito anos e meio. Ao final do estudo, observaram que os homens tipo A tinham sete vezes mais chance de sofrer de uma doença das coronárias que os do tipo B; fumavam mais, tinham níveis mais elevados de colesterol, e podiam sucumbir a um ataque do coração três vezes mais. Sua pesquisa foi tão convincente que eliminou qualquer dúvida possível sobre uma relação direta entre atitudes, comportamento e doença cardíaca. Pesquisas posteriores, de outros cientistas apresentaram resultados parecidos. Depois, Friedman avançou mais um passo. Seu raciocínio foi o seguinte: se o comportamento da pessoa tipo A puder ser modificado, deverá afetar sua vulnerabilidade a um ataque cardíaco subseqüente. Esses dados constituiriam uma prova cabal de que o comportamento tipo A é fator causador da doença das coronárias. Esta segunda pesquisa, que cobriu um período de três anos, utilizou pacientes com doença das coronárias que haviam sofrido infarto do miocárdio. Estes sujeitos foram divididos em três grupos: os do primeiro, depois de aconselhados, foram acompanhados por cardiologistas; os do segundo, tiveram uma continuidade de conselhos sobre o comportamento tipo A, em pequenos grupos, além do tratamento dado aos do grupo I; os do grupo III foram apenas objeto de seguimento.

Quando se analisaram os dados anuais sobre os índices de recaídas, percebeu-se que a "diferença nos retornos entre os sujeitos do grupo I e II foi de 48% no primeiro ano; no segundo, de 62% e, no terceiro, de *372%.*"[3] Além do terceiro ano, a diferença ultrapassou todo patamar estatístico. Friedman explicou estes resultados pelo fato de os sujeitos do grupo II terem demonstrado uma redução de 30% no comportamento tipo A.

Assim, a primeira das duas perguntas feitas por Friedman e Rosenman foi respondida na afirmativa: os sentimentos, sensações e pensamentos de uma pessoa influenciam o desenvolvimento das doenças cardíacas.

Essa pesquisa envolveu apenas sujeitos do sexo masculino porque, à época de sua realização, a incidência de cardiopatias era muito maior entre os homens. Pesquisas mais recentes, no entanto, demonstram uma incidência crescente de doenças do coração em mulheres, em especial na última década.[4] O comportamento tipo A se tornou um fato também para a população feminina.

A segunda questão levantada por Friedman e Rosenman, a respeito da mecânica do relacionamento entre o estado subjetivo da pessoa e o desenvolvimento de uma cardiopatia, já é mais difícil de ser respondida. Suas pesquisas demonstraram que as pessoas tipo A têm uma metabolização difícil da gordura no sangue, sejam elas saudáveis ou já tenham alguma doença cardíaca. Ficou demonstrado também que os indivíduos tipo A têm níveis mais elevados de norepinefrina, o "hormônio combativo", no sangue. Afora isso, secretam mais ACTH, o hormônio que estimula a glândula adrenal a produzir hormônios corticóides de estresse, e menos hormônio de crescimento da pituitária do que o normal, ao mesmo tempo em que têm reação mais intensa ao açúcar pela produção de quantidades excessivas de insulina. (Este dado é coerente com a observação de que o desenvolvimento do diabetes na idade adulta é um fator de risco para o surgimento da doença das coronárias.) Experimentos com ratos têm sugerido que a hostilidade pode também ter um certo papel. Quando o estado emocional dos animais é modificado de pacífico para hostil e agressivo pela estimulação elétrica de uma área do hipotálamo, elas reagem tal qual os indivíduos do tipo A: com níveis elevados de colesterol no sangue, com maior produção de norepinefrina e com aumento na pressão do sangue.

Várias outras pesquisas têm indicado que a hostilidade pode ser o fator determinante no desenvolvimento da doença cardíaca. Dombroski e colaboradores[5], numa nova análise das entrevistas estruturadas com pacientes coronarianos numa única amostra angiográfica, descobriram que "níveis elevados de hostilidade e de 'raiva entalada'" — raiva suprimida, em outras palavras — "estavam fortemente correlacionados a uma maior gravidade da arteriosclerose coronariana". Numa pesquisa[6] com 255 médicos que preencheram o MMPI (Inventário Multifásico Minnesota sobre a Personalidade), durante o tempo de faculdade, os que obtiveram índices de hostilidade acima da média apresentaram um índice cinco e seis vezes maior de ataques do coração e de óbito, ao longo de um período de seguimento de vinte e cinco anos. Mas, se aceitarmos o fato de que a hostilidade ou a raiva suprimida talvez sejam os elementos mais importantes no aparecimento da doença coronariana, ainda teremos pela frente o problema de explicar por que afetam o coração, que não é um órgão diretamente envolvido nas emoções de hostilidade e raiva. Mesmo que essas emoções produzam um excesso de norepinefrina, por que é que o coração se torna o alvo específico, em algumas pessoas?

Para responder a essa pergunta, precisamos saber que a norepinefrina age no sentido de mobilizar todos os órgãos do corpo, incluindo o coração, para enfrentar uma ameaça ou uma crise. Se a pessoa age de modo adequado nesse confronto, o hormônio, depois de ter servido a seu propósito, não tem efeito deletério sobre qualquer parte do corpo. Mas a raiva contida mantém a pessoa em estado de crise *o tempo todo*, algo que nenhuma quantidade de norepinefrina consegue descarregar. O coração se vê na situação de estar sendo continuamente estimulado, embora incapaz de agir.

A maioria das pessoas de nossa cultura têm porém uma certa medida de raiva suprimida. Em que momento essa emoção se torna ameaçadora à vida? A fim de respondermos a essa pergunta, precisamos de uma abordagem diferente do problema da doença cardíaca, pois as pesquisas que foram feitas até agora, embora válidas, deixam muitas lacunas em nosso esquema de entendimento do distúrbio. Afinal de contas, nem todas as pessoas tipo A desenvolvem doenças coronarianas, assim como nem todos os tipos B conseguem escapar. Do Grupo de Estudo Colaborativo Ocidental, do qual Friedman e Rosenman obtiveram seus dados, somente 10% dos sujeitos diagnosticados como indivíduos do tipo A sofreram ataques cardíacos nos oito anos e meio de duração da pesquisa. Certamente mais pessoas teriam sofrido um ataque com o tempo, mas se o tempo for um elemento causativo precisamos entender como o é.

Por que é que o ataque acontece quando acontece? Além de fatores predisponentes tais como o comportamento tipo A, o tabagismo, a pressão sangüínea elevada, devemos também levar em conta causas precipitantes. Em outras palavras, qual é o estresse imediáto na vida de uma pessoa que pode desencadear um ataque? E qual é a relação entre a causa precipitante e os fatores predisponentes? Tem-se dito que a perda do emprego atua muitas vezes como uma causa precipitante do ataque cardíaco fatal, mesmo que a pessoa não tenha história anterior de doenças cardíacas. Uma vez que o coração está implicado no amor mas não diretamente na hostilidade e na raiva, é razoável pensar-se que as perturbações amorosas são a base do distúrbio do coração. Nesse caso, uma crise imediata na vida amorosa de uma pessoa pode ser um fator importante para a precipitação de um ataque cardíaco. Creio que precisamos mudar nosso foco de estudo de todo o problema da doença cardíaca dando mais destaque ao papel crítico que o amor — ou a ausência de amor — desempenha na saúde do coração.

O próprio Friedman chegou à conclusão de que uma falta de amor é responsável pelo comportamento tipo A. "Acreditamos agora que uma das influências mais importantes na intensificação da insegurança é a incapacidade que a pessoa tipo A teve, em sua infância e início da meninice, de receber *amor incondicional*, afeto e encorajamento de um ou ambos os pais." Nesta situação, "a pessoa tipo A não tem senão uma escolha: envolver-se numa luta contínua, numa tentativa incessante de realizar ou vencer na vida, cada vez mais, num tempo cada vez menor."[8]

James Lynch também sugeriu que a falta de amor pode causar doença cardíaca.[9] Em seu livro *The Broken Heart*, Lynch cita estatísticas que mostram claramente que os casados têm uma menor incidência de ataques do coração do que os solteiros, divorciados, viúvos. "Em todas as idades, para ambos os sexos, e em todas as raças dos Estados Unidos, os descasados ou não casados sempre têm índices mais elevados de mortalidade, às vezes até cinco vezes mais do que os casados." Embora essa afirmação seja verdadeira para todos os tipos de morte, sua validade particular é acentuada para óbitos motivados por doenças cardiovasculares. Lynch refere-se a pesquisas que mostram um acentuado aumento nos índices de mortes nos primeiros seis meses após o falecimento de um ente querido.[10] Em 75% dos casos estudados, a morte foi determinada por uma doença da artéria coronária, fato esse que documenta o efeito prejudicial que uma perda do amor pode ter sobre o coração. Não infreqüentemente, o choque de uma perda resulta em morte repentina, causada muitas vezes por um ataque cardíaco maciço, ou por uma fibrilação ventricular. Iremos examinar num capítulo subseqüente o fenômeno da morte repentina.

O que levou Lynch a estudar as "conseqüências médicas da solidão" foi a observação que ele e outros fizeram de que o contato humano pode ter um efeito positivo nos corações de animais estudados em laboratórios, assim como nos corações de pacientes internados em unidades de atendimento cardíaco. Demonstrou-se, por exemplo, que a entrada de uma pessoa numa sala do laboratório pode excitar um cão e elevar seu ritmo cardíaco, ao passo que fazer-lhe carinhos o acalma e reduz significativamente o ritmo de seu coração.[11] O contato humano também afeta o fluxo do sangue nas artérias coronárias. Em alguns cães, ficou demonstrado que o contato humano é quase tão potente como influência quanto um exercício físico forçado. Tomar o pulso, um contato humano aparentemente rotineiro, ficou comprovado como capaz de surtir um forte efeito em pacientes em atendimento coronário. Lynch relata o seguinte: "Em alguns pacientes, ... apenas tomar-lhes o pulso tem o poder de suprimir completamente arritmias constatadas."[12] Pelo mesmo motivo, algumas pesquisas demonstraram que acariciar um cachorro pode reduzir a pressão sangüínea na pessoa que está fazendo o carinho.

A conclusão inescapável de todas essas pesquisas é que os seres humanos precisam de algum contato amoroso. Muitas pessoas o buscam no casamento mas nem todas o encontram. Em virtude de terem medo do amor, os cônjuges se tratam um ao outro como adversários e se deixam levar por lutas de poder. Assim, percebemos que, embora os casados não sejam tão vulneráveis a doenças do coração quanto os que não o são, não são poupados de ataques do coração.

Como observa Lynch, "Existe... um corpo suficiente de evidências disponíveis que nos permitem antecipar uma relação entre desajustes conjugais e o desenvolvimento de doenças coronarianas, ou mortes prematuras". Ele se refere a uma pesquisa realizada pelo Dr. J. A. Medalne que acompanhou dez mil homens israelenses sem traços de doenças cardíacas, por um período de cinco anos. Os que posteriormente sofreram de um ataque cardíaco relataram mais problemas e insatisfações em suas vidas conjugais do que os outros. Porém, tudo o que essa pesquisa diz é que a discórdia marital é um fator de risco, não um elemento determinante. Nem todos os homens da pesquisa cujos casamentos eram difíceis sofreram ataques cardíacos. Portanto, é lícito assumirmos que alguns homens enfrentaram melhor que os outros o estresse de uma discórdia marital.

Uma pesquisa feita pelo Dr. Stewart Wolf,[13] cardiologista, com os habitantes de uma cidade chamada Roseto, no estado da Pennsylvania, na década de 1960, demonstrou que a instabilidade dos relacionamentos emocionais cria um estresse que pode ter um efeito deletério sobre o coração. Roseto é uma cidade de cerca de 1.630 habitantes, principalmente de origem italiana, localizada a uma distânia aproximada de 90 km de Nova Iorque. Wolf foi atraído por ela, antes de mais nada, porque seus habitantes sofriam apenas 1/3 de ataques cardíacos registrados nas comunidades vizinhas, embora sua dieta e seus níveis de colesterol fossem os mesmos. O que protegia aquelas pessoas de doenças do coração? A diferença mais significativa, segundo a observação de Wolf, foi a qualidade da vida comunitária em Roseto. O foco da vida cotidiana era a família e os habitantes daquela cidade ainda viviam segundo os costumes e tradições sociais que tinham predominado em sua terra natal. A ênfase na manutenção da integridade dos relacionamentos familiares favorecia um estilo de vida que evitava os conflitos e as discordâncias matrimoniais.

Infelizmente, nas duas décadas posteriores ao início do estudo, a cidade passou por uma mudança dramática. A indústria se instalou naquela localidade, foram erguidas novas casas e Roseto passou a desfrutar de uma prosperidade até então desconhecida. O efeito destas novidades na vida da maioria das pessoas foi fazer com que o lar deixasse de ser o centro e se tornasse a base da qual partiam pela manhã e para onde retornavam à noite. Não demorou muito para que as estatísticas vitais em termos de saúde e doença mostrassem que Roseto tinha se tornado uma cidade como as outras à sua volta, com uma incidência de doenças e ataques cardíacos que não mais diferia daquelas.

A estabilidade familiar que tinha caracterizado Roseto é muito rara hoje em dia e não pode ser criada por imposição de vontades ou decretos. São muitas as pessoas que vivem com os estresses dos conflitos conjugais e com a ameaça de ruptura ou a ruptura real dos relacionamentos como um fato da vida moderna. É importante compreender a natureza destes estresses para que possamos enfrentá-los com adequação.

Parece, pelas pesquisas acima descritas, que dois tipos diferentes de estresse podem afetar o coração. Um decorre de situações estressantes externas, oriundas principalmente do local de trabalho, e está associado ao tipo A de comportamento. O outro vem de situações domésticas, onde se vincula a desajustes matrimoniais e a uma perda ou ausência de amor. Estarão estas duas situações desvinculadas? Observamos que o tipo A de comportamento é motivado pela necessidade de receber o amor incondicional, no primeiro ano de vida. No entanto, mesmo adultos precisamos desse amor incondicional. Parece improvável que aqueles que viveram essa abundância afetiva possam sucumbir tão facilmente ao estresse, quando comparados aos que não a viveram. Diante do papel crucial desempenhado pelo amor em nossas vidas, é uma pena que Freidman e Rosenman não tenham investigado as vidas amorosas de seus sujeitos experimentais com a mesma dedicação e minúcia com que examinaram seu comportamento explícito.

Embora as situações de desajuste conjugal provoquem hostilidade com muita freqüência, não é forçoso que assim seja. A alternativa que os cônjuges têm é uma boa discussão. Alguns conflitos podem ser discutidos e resolvidos calmamente, mas não aqueles que têm a ver com as questões mais profundas do poder e da auto-estima, que assolam a maioria dos matrimônios. Pode ser que a mulher sinta, por exemplo, que o marido a usa, a ignora ou a humilha. O homem pode sentir-se sobrecarregado com a dependência da mulher, menosprezado por suas críticas, rejeitado por sua falta de apetite sexual. Ressentimentos desse tipo levam à hostilidade, caso não sejam manifestos. A manifestação de sentimentos negativos, por sua vez, geralmente desencadeia raiva, que cai bem desde que o casal esteja preparado para um briga. Nem todos estão, porém. A maioria tem medo de expressar a raiva porque perturba a relação. Certo marido disse: "Não posso soltar nem um pouco de raiva porque minha esposa se sente muito ameaçada." Várias esposas comentaram que quando ficam zangadas os maridos se encolhem. Há pessoas que têm dificuldade até para sentirem raiva porque essa emoção foi tão profundamente suprimida durante a infância que se encontra inviável como canal, na idade adulta. Se, por outro lado, os pais brigam o tempo todo, como fizeram os meus, seus filhos procuram evitar atritos e confrontos porque o clima desagradável que seria criado não necessariamente resolveria a situação. Meus pais jamais deram vazão à raiva que tinham um do outro, motivo pelo qual eram incessantemente hostis. Por conta disso, foi preciso que eu trabalhasse muito, em minha própria terapia, para tornar minha raiva mais disponível.

A manifestação da raiva seria em si mais estressante? Muitas pessoas crêem que todas as emoções são estressantes e que o melhor meio de evitar o estresse é ficando calmo, esfriando a cabeça, deixando que as situações perturbadoras se desfaçam por si. Não reagir, contudo, demanda um esforço pois a tendência natural é a reação. Seres humanos são organismos sensíveis cujas respostas ao meio ambiente são motivadas por seus sentimentos e sensações, e guiadas por seus pensamentos. Na maioria dos casos, o comportamento pode ser controlado pelos pensamentos e raciocínios operados pelo ego mas, quando os sentimentos e sensações se tornam muito intensos, apoderam-se do controle do ego e desencadeiam ações que, de outra forma, seriam refreadas. Por exemplo, um empregado pode ficar com tanta raiva de seu patrão que expresse sua raiva, apesar da ameaça que isso representa para seu emprego. Neste caso, conter a expressão iria exigir um considerável esforço da vontade criando assim muito estresse para o corpo.

Podemos reduzir os sentimentos e sensações se nos matarmos um pouco ou se desenvolvermos uma "casca grossa", capaz de reduzir não só o impacto do meio sobre nós como também nossa capacidade de responder ou ir em busca de algo externo. Claro que isso provoca a insensibilização para as forças positivas, assim como para as negativas; incapacita para a hostilidade, mas também para o amor. Pode parecer que uma manobra protetora como essa nos isolará dos estresses habituais da vida; na verdade, é o contrário que é verdade. Esse encouraçamento nos cobra um elevado imposto e, ao nos desgastar, nos torna ainda menos resistentes ao estresse.

Considere-se o seguinte caso, capaz de ilustrar esse paradoxo: um homem que carrega 50 quilos de farinha ou carvão nos ombros tem de tensionar os músculos apropriados para suportar o peso da carga. Essa tensão é visível em seus ombros erguidos e na musculatura tensa, e pode ser mensurada pelo eletromiógrafo, máquina que registra a quantidade de tensão muscular. A fim de manter seu equilíbrio, a tensão deve ser igual aos 50 quilos de pressão exercida pela carga. O estresse não está no peso carregado e sim na tensão vivida pelos músculos do corpo.

Muitas pessoas se queixam de cargas emocionais e seus organismos manifestam tensões semelhantes às impostas por pesos físicos. Os ombros estão erguidos, as costas recurvadas e os músculos gravemente contraídos, a ponto inclusive de doerem. Cargas emocionais são agentes estressantes tão poderosos quanto cargas físicas, e funcionam de modo muito parecido. Infelizmente, freqüentemente é mais fácil nos livrarmos de um peso físico do que de um emocional. O estresse produzido por este último geralmente dura mais e causa mais danos ao corpo.

O corpo pode enfrentar muito bem certa medida de estresse. Podemos carregar um certo volume de peso, suportar uma certa medida de carga emocional e nos refrearmos conscientemente em termos de ações e impulsos sem muita dificuldade. Mas, quando a carga é incessante, ou se cronifica a atitude de "engolir o sapo", esse estresse passa a ser prejudicial. O prejuízo maior acontece quando não temos mais consciência das cargas que carregamos ou das restrições que nos impusemos, porque não estamos mais percebendo a tensão de nosso corpo.

Não estou defendendo a noção de que a restrição consciente de certas atitudes e comportamentos seja algo antinatural ou prejudicial. Muito pelo contrário. É comum que modifiquemos ou controlemos conscientemente nosso comportamento para que se adeque à situação em pauta. A capacidade de responder eficientemente desta forma é uma função do autodomínio. Mas, antes de podermos controlar conscientemente nossas ações, devemos ter consciência dos sentimentos e sensações que motivam uma certa resposta e devemos ter a capacidade de expressá-las. O autodomínio, por conseguinte, depende da consciência de si e da auto-expressão. Pessoas relativamente saudáveis costumam ter um bom autodomínio. Nas neuróticas, o controle inconsciente do comportamento funciona no sentido de reduzir seu autodomínio. Esse controle inconsciente aparece na dificuldade que tais indivíduos têm de dizer não, de pedir ajuda, de chorar quando estão magoados, de ficarem com raiva quando insultados, assim como na quantidade de tensão muscular crônica, ou rigidez, presente em seu corpo.

A rigidez é o principal mecanismo utilizado no controle inconsciente de sentimentos e sensações. Instala-se pelo tensionamento dos músculos voluntários do corpo, para que os impulsos sejam proibidos de seguir o caminho natural da manifestação. Para bloquear o impulso para chorar, o rosto se contrai; para refrear o impulso de dar um soco, os ombros e as costas se tensionam. Quando essas tensões se cronificam, o impulso bloqueado não chega até a superfície do corpo, ou consciência. A autopercepção tornou-se limitada. O enrijecimento representa o mesmo que um quase falecimento corporal. Com o tempo, ficamos "entrevados"*, desprovidos de sentimentos, como os mortos-vivos, algo sobre o que alerto meus pacientes. Quando o corpo não produz mais movimentos espontâneos, nada há a sentir. As emoções são atividades involuntárias do corpo. Acontecem a nós. Não desejamos amar alguém, acontece de nos apaixonarmos. Somos levados pela emoção a rir ou a ter raiva. As emoções e os sentimentos, como as sensações, não são uma função do ego; este controla as ações voluntárias, submetidas à nossa vontade. As emoções são impulsos que vêm do cerne do nosso ser, e têm uma íntima ligação com o coração. Mas, como veremos, a rigidez pode atingir o organismo em muita profundidade, afetando os músculos involuntários, mais macios. Encontramos espasticidades como essas nos músculos dos intestinos, nos brônquios, nas artérias. Quanto a rigidez está instalada nos vasos sangüíneos periféricos, provoca hipertensão, problema que causa um estresse tremendo no músculo cardíaco e está consagrado como fator de risco para a doença coronariana. Quando essa rigidez acomete os próprios vasos coronários, onde se associa à formação de placas ateromatosas que estreitam o calibre dessas linhas

---

* "Stiff", no original, também significa cadáver. (N.T.)

vitais de suprimento, está-se diante de um sério risco de ataque cardíaco fatal.

Para podermos entender o papel que as emoções desempenham na produção do estresse, devemos examinar outro mecanismo que é acionado no controle inconsciente dos sentimentos e sensações. Trata-se do mecanismo da negação. Esta não funciona dessensibilizando o corpo, mas sim bloqueando a percepção de um impulso. Um caso típico de negação é a pessoa que começa a falar alto e a gritar numa briga e que, quando lhe perguntam se está com raiva, raivosamente nega que esteja.[14] A negação funciona pela dissociação das funções perceptivas da cabeça e do ego em relação às funções centrais da formação de impulsos. Na realidade, ambos os mecanismos, a negação e o enrijecimento, existem em graus variáveis na maioria das pessoas.

A negação é a responsável pelo fato de, nas pessoas que suprimem seus sentimentos e sensações, existir uma tendência predominante a reações desmedidas. Já comentamos que, quando a raiva é suprimida, os ressentimentos se acumulam. Quando também estes são negados, a raiva subjacente fica cozinhando em fogo lento, como um vulcão adormecido, que só manifesta sua existência exalando fiapos de fumaça — na forma de irritabilidade ou comentários críticos — que escapam pelas fendas da crosta. Mas, na maioria das pessoas com essa dinâmica, frustrações constantes podem elevar o nível energético de sua fogueira interior até o ponto da explosão, e disso resulta a irrupção e a manifestação de uma resposta irracional e exagerada. Essa explosão de ira liberta essas pessoas porque é uma reação tão arbitrária que a seguir se sentem culpadas e a culpa assopra, novamente, as cinzas da hostilidade, tornando-as chamas incandescentes mais uma vez.

A dúvida que vem à mente é qual seria a ligação entre raiva e doença cardíaca, ou, a respeito, por que conter a raiva é tão prejudicial ao coração. A resposta é a seguinte: a raiva é uma reação construtiva que inclui um certo afeto e uma certa medida de amor, ao passo que a ira contém um elemento de ódio. Quando expressamos raiva, implicitamente nos importamos tanto com o outro que queremos recuperar a relação que permite a vivência de amor e amizade. Não costumamos ficar com raiva de pessoas que pouco significam para nós porque, se seu comportamento nos for desagradável, simplesmente nos afastamos.

Um de meus pacientes relatou um incidente sobre o aspecto positivo da raiva. Tinha se casado movido por uma sensação de isolamento. Para ela, seu marido seria o eco de uma decepção amorosa anterior. Por razões evidentes, seu relacionamento jamais cresceu e meu paciente sofria de depressão. Fugia a essa situação infeliz mergulhando no trabalho. Retinha uma quantidade enorme de raiva mas jamais lhe dava vazão. Sentia-se culpado e sua auto-estima era tão precária que não acreditava ter qualquer direito a exigir amor. Custou mais de um ano de trabalho terapêutico para que sua raiva viesse à tona. A tensão muscular de seu corpo era considerável, equiparando-se à quantidade de raiva suprimida. Era preciso que grande parte dessa tensão fosse descarregada antes que ele pudesse ter contato com seus sentimentos. Ao mesmo tempo, era necessária uma análise cuidadosa para que ele pudesse se libertar da culpa, entendendo como sua mãe havia criado esse problema tendo-o tratado de certa forma quando criança. Ela havia se divorciado do pai de meu paciente porque deixara de atender a suas expectativas. O filho tinha se tornado então seu "homem da casa".

Na primeira vez que a raiva veio à tona, sentiu vontade de arrebentar meu consultório. Fiz com que socasse o divã (com um colchão de espuma de 12 cm de espessura) enquanto estava em pé; dessa forma, pôde descarregar parte de sua ira sem se machucar nem ferir ninguém. Deu socos no divã durante meses. Certo dia, veio me dizer que tinha ficado com raiva da mulher. Ela havia vindo para casa à noite e imediatamente ligara a TV. Ele lhe disse com raiva que se ela preferia ver TV a ficar com ele, ele sairia. Não sei como a discussão prosseguiu mas sei que naquela noite fizeram amor, o que não era comum e que, segundo o que disse meu paciente, foi uma experiência boa.

Ouvi histórias parecidas contadas por pacientes, ao longo de anos e anos, sobre os efeitos de uma briga justa e limpa, na qual há a manifestação aberta da raiva entre parceiros amorosos e que em geral termina com um ato de amor entre eles. Por outro lado, quando a raiva entre eles não vem para fora, é praticamente impossível consumar uma união sexual. Na verdade, a raiva abre o coração porque diz: "Me importo". Por outro lado, a hostilidade fecha o coração, deixando com que fique frio para outro.

A pessoa hiperativa é, em muitos sentidos, idêntica à personalidade tipo A. Reage a cada situação de conflito e crítica como se fosse uma ameaça à sua segurança e auto-estima. Está sempre na defensiva, que encobre por meio de uma pseudo-agressividade. O tratamento esboçado por Friedman para solucionar este problema de comportamento consiste em conscientizar a pessoa de seu estado de tensão, de sua hiperatividade, de sua motivação compulsiva para vencer na vida. Justificadamente, Friedman assinala que esta motivação compulsiva enfraquece a criatividade e, dessa forma, prejudica quaisquer esforços produtivos; no fim, termina incapaz de promover a auto-estima da pessoa. Conforme a pessoa hiperativa for respondendo ao tratamento, sentirá mais relaxamento e menos compulsão a agir, sentirá que se aliviou também de parte do estresse que pesava sobre seu coração. Mas essa abordagem tem falhas. Não leva em conta as tensões musculares crônicas das quais sofrem as pessoas hiperativas, assim como não chega no cerne do problema.

O cerne do problema é amor e seu local, a casa. As tensões decorrentes do trabalho podem ser grandes mas podem ser enfrentadas quando a pessoa vive um relacionamento amoroso, seguro e estável. É o que acontece no lar que cria o estresse capaz de afetar com maior gravidade o coração.

Sei disso por experiência própria. Minha esposa geralmente me acusa de lhe ser hostil e, com a mesma freqüência, nego isso. Digo que a amo e isso é verdade, mas tenho me ressentido de sua relutância em declarar por mim um amor incondicional. Em certas ocasiões, quando a magôo com algum comentário feito sem pensar, ela se afasta e às vezes ameaça desfazer nosso casamento. Essa ameaça me assusta e me fez tomar consciência de que alimento um medo profundo de ser abandonado. Senti-me magoado com sua rejeição, o que aumentou minha hostilidade contra ela. Mas eu não conseguia ficar com raiva de ela querer me deixar, se ela estava sentindo que meu comportamento a feria e fazia sentir-se infeliz. Porém, da mesma forma como a magôo com algum comentário crítico ou negativo, ela também me magoa com suas críticas. Senti-me humilhado quando me criticou ao apontar uma atitude de fraqueza ou negligência. Senti que estava me tratando como se fosse minha mãe que, por um lado me havia admirado mas, por outro, tinha feito com que eu percebesse que não estava correspondendo a suas expectativas. Quando disse isso a minha mulher, ela respondeu que eu a tratava como se ela fosse minha mãe.

Considerando hoje meu problema, vejo que não enxergava minha hostilidade. Quando era acusado de ser hostil, entrava na defensiva, o que só aumentava esse sentimento. Mas, como ser hostil com a pessoa que eu amava e cujo amor desejava, se, reconhecendo essa hostilidade eu estaria destruindo — e isso é que me assustava — a possibilidade de obter esse amor? Sentia-me como presa nessa armadilha mas, felizmente, não entrei em pânico, nem radicalizei minhas defesas. Em vez disso, tentei perceber quais eram meus sentimentos. Chorei muito ao localizar uma tristeza profunda. Eu nunca sentira o amor incondicional que desejava com tanto desespero e pude perceber a presença de toda a raiva que isso me causava. Também notei que não queria viver em ambivalência. Se não me era possível ter o amor que desejava, o melhor era doer e partir. Não ficaria preso naquela armadilha. Eu precisava ser livre.

Isso significava que eu precisava ser verdadeiro comigo. Não era mais possível que eu continuasse fazendo o joguinho do "você me magoou e agora estou dando o troco". Decidi que não iria mais permitir que minha esposa me destratasse por qualquer motivo que fosse. Tinha minhas fraquezas da mesma forma como ela tinha as suas. Quando me criticava, tornava-se minha mãe e eu ficava com raiva, fosse sua crítica justificada ou não. Na maioria dos casos era justificada, mas isso não lhe dava o direito de expressá-la de um modo que me tornava pequeno. Certa noite, durante uma de nossas horas de passar coisas a limpo, minha raiva veio como chama e eu lhe disse que bateria nela se me rebaixasse de novo. Minha raiva era tão forte que não me importava mais o que aconteceria com o relacionamento: difícil ficar com medo quando se está com muita raiva. Mas nosso relacionamento não terminou. Fiquei surpreso por perceber que minha mulher reagiu positivamente a essa demonstração de raiva. E tive uma poderosa sensação de ter-me libertado. Estar livre daqueles sentimentos negativos fez com que eu me sentisse muito leve e percebesse o quanto tinham sido uma carga e um estresse para mim.

Creio que todos queremos ser livres, amar incondicionalmente, nos entregarmos de todo coração ao amor e ao sexo. Diante de nossas experiências de infância, não é fácil atingir esse estado. Minha raiva de minha mãe por algumas crueldades que havia praticado tinha sido suprimida. Recordo-me de um incidente do tempo em que estava com 3 anos. Ela estava me segurando com grosseria enquanto me vestia e comecei a dar-lhe socos com as mãos fechadas. Ela se virou para mim e com reprovação no olhar me disse: "Você não deve bater em sua mãe!" Ela fez com que eu me sentisse tão mal que nunca mais bati nela, ou em qualquer outra pessoa, exceto para me defender. A ameaça implícita em suas palavras era que bater em alguém que você ama é o maior crime que se pode cometer. Sei que me submeti e minha revolta se tornou insidiosa. Mas o que mais uma criança pequena pode fazer? Em outras oportunidades, à medida que ia suprimindo minha raiva, sentia um acúmulo de tensão, forte, no alto das costas e em torno dos ombros. Com o tempo, me tornei o candidato típico a um ataque do coração: uma pessoa rígida e defensiva, com a cabeça levemente curvada para frente, as costas arredondadas, a respiração apertada. Porém, modifiquei tudo isso por meio do trabalho realizado comigo, que a seguir descrevo resumidamente.

Quero dizer que passei um tempo suficiente em terapia para me dar conta das tensões em meu corpo e dos temores a elas associados.

Meu medo maior era o de ser abandonado se não correspondesse às expectativas de meus pais. Havia um elemento de pânico nesse medo que eu tentava não sentir mantendo meu corpo tenso e rígido. Também me dei conta de uma tristeza profunda que se relacionava à perda do seio materno em idade muito precoce. Essa tristeza aparece nos retratos mais antigos que tenho. Embora tivesse consciência dessa tristeza, foi difícil chorar. Para mim, chorar era o mesmo que se quebrar ao meio e sentir-se desamparado, algo a que eu resistia com todas as forças. Essa resistência veio na forma de costas rígidas e pescoço duro. Realizei um trabalho intenso com meu corpo para suavizá-lo, de modo que o choro viesse à tona com mais facilidade. Pratiquei exercícios especiais de *grounding** para fortalecer minhas pernas, de modo a poder sentir segurança nelas. Liberei boa parte da tensão do alto das costas dando socos no divã com os punhos bem apertados, numa prática regular, enquanto verbalizava a raiva ao mesmo tempo (estarei descrevendo esses exercícios no Capítulo 10). Quero enfatizar que, na maioria dos casos, é necessário trabalhar tanto a mente quando o corpo para efetuar as mudanças capazes de assegurar um coração saudável.

---

* *Grounding - ground* significa chão, base. *Grounding*, ter base. O termo, muito usado em linguagem bioenergética, designa o contato com o chão e, a partir disso, a conscientização do corpo e suas sensações e sentimentos (NT).

Capítulo 7

O ATAQUE CARDÍACO

Estudaremos, neste capítulo, os eventos que precedem de imediato o ataque cardíaco, para determinar o estado emocional da vítima. Sabemos que o estresse associado ao comportamento tipo A torna a pessoa vulnerável a uma doença do coração e a um ataque cardíaco. Esse estresse vem da supressão de sensações e sentimentos de hostilidade, anseio, tristeza e medo — todas estas vivências associadas à experiência do coração partido na infância. O estresse manifesta-se em tensões musculares crônicas, causadoras do peito cheio, na tendência a segurar o fôlego, na respiração superficial e na rigidez geral. O estresse determina também um aumento na produção de hormônios adrenais, alterações no metabolismo de ácidos gordurosos, e redução na produção de prostaciclina. Examinemos mais detalhadamente essas alterações bioquímicas.

Normalmente, quando a pessoa se encontra numa situação de estresse ou perigo, o corpo mobiliza sua energia para enfrentar o estresse ou remover o perigo. Muitos sistemas agem em conjunto para promover essa mobilização. O cérebro tem duas redes nervosas principais que regulam e controlam as reações do corpo: o sistema nervoso voluntário e o sistema autônomo. O primeiro envolve, basicamente, as ações dos músculos voluntários ou estriados, em grande medida submetidos ao controle consciente. O segundo, sistema autônomo, implica o funcionamento de órgãos, glândulas, músculos lisos, todos estes elementos que, em geral, escapam ao controle consciente. O sistema autônomo tem duas partes opostas, a simpática e a parassimpática. A parassimpática coordena a resposta do organismo a estímulos de prazer e age no sentido de relaxar e expandir o corpo. Quando os estímulos são ameaçadores ou dolorosos, o sistema simpático age para contrair o corpo e mobilizar suas defesas. Um exemplo desta ação antagônica é visto no efeito que estes dois sistemas causam sobre o coração: o parassimpático diminui o ritmo cardíaco, enquanto que o simpático o acelera. Essa última ação ajuda o coração a levar mais sangue até os músculos, quando estes se encontram aplicados numa situação ameaçadora.

Além desta regulação nervosa, várias glândulas secretam hormônios que desempenham um papel ativo na mobilização das defesas corporais. Destacam-se entre elas as adrenais, que secretam hormônios conhecidos como catecolaminas. Dois destes hormônios — a adrenalina e a norepinefrina — aumentam a atividade do coração, elevam a pressão do sangue e contraem os vasos sangüíneos periféricos, levando mais oxigênio e nutrientes ao cérebro, ao coração e a outros músculos. Todos sabemos o quanto a adrenalina impele a pessoa em grande estresse. As catecolaminas também influem no metabolismo das gorduras, armazém de energia do corpo, produzindo ácidos gordurosos que no fígado se tornam triglicerídeos. A ação destes hormônios também tem implicação nas doenças cardíacas. As lipoproteínas que resultam podem ficar depositadas nas paredes das artérias para formar placas ateromatosas que estreitam as artérias, reduzindo ou impedindo o fluxo de sangue. Quando esse estreitamento se dá em nível das coronárias, torna-se um dos fatores responsáveis pelo ataque cardíaco. O outro fator é o espasmo coronário que, agindo sobre uma artéria esclerótica, fará cessar por completo o fluxo de sangue até o músculo cardíaco.

Esta análise simples levanta uma questão importante. Por que um mecanismo da natureza, destinado a ajudar o organismo a reagir a uma ameaça e recuperar sua integridade, deveria acabar servindo para causar uma doença? A resposta é que a lesão acontece quando o corpo é mobilizado para agir mas não o faz porque fica paralisado pelo medo. Quando o organismo responde a uma ameaça lutando ou fugindo, a atividade física extra utiliza a energia excedente que ficou disponível pela metabolização das gorduras. Mas numa situação de perigo ou estresse em que nenhuma dessas ações é possível, as lipoproteínas excedentes serão depositadas nas paredes das artérias.

Duas situações ilustram claramente o que acontece em nível metabólico quando a pessoa se vê presa numa situação em que não pode dar uma resposta eficiente ao estresse. Descobriu-se que o nível de colesterol do sangue de contadores aumenta agudamente conforme se aproxime o prazo final de entrega dos formulários de Imposto de Renda, em 15 de abril. Não podem fugir nem brigar, mas precisam ficar sentados até que o trabalho esteja concluído. Os mesmos níveis elevados de colesterol são encontrados em estudantes de medicina durante seus períodos de exame. Também eles estão temporariamente imobilizados por uma situação que exige uma total submissão ao estresse. Tanto para os contadores quanto para os estudantes, o grau de estresse vivenciado depende do estado da pessoa. Os que estiverem mais descontraídos sentirão menos estresse e os que estiverem assustados sofrerão mais.

Há um outro sistema cujo estudo é questão relevante; é o que envolve a produção de compostos que controlam a viscosidade do sangue. Estes compostos são a tromboquinase (TA_2) e a prostaciclina ($P61_2$), ambos derivados do ácido aráquico, presente nas paredes dos vasos'e no plasma sangüíneo. A ação destes compostos é antagônica: a tromboquinase causa a agregação das plaquetas e é o agente mais poderoso na contração dos vasos sangüíneos. A prostaciclina inibe a aglutinação das plaquetas e dilata o calibre dos vasos. Em condições normais, o sangue circula livremente pelas artérias. Para facilitar seu fluxo, a prostaciclina reveste a camada interna das artérias para que nada ali se fixe. Mas quando a parede arterial está danificada, a tromboquinase, produzida pelo tecido lesionado, faz com que as plaquetas se aglutinem como coágulo, ao mesmo tempo em que a artéria se contrai. Essa ação impede ou diminui a hemorragia e, nessa medida, se constitui num dos importantes mecanismos de defesa do corpo. As catecolaminas, ou "hormônios de combate" favorecem a produção da tromboquinase. Mas, se o corpo produz essa substância em demasia, os coágulos irão se formar também nas paredes das artérias não danificadas. O excesso de tromboquinase representa uma deficiência de prostaciclina.

O pesquisador polonês R. Gryglewski[1] aprofundou nossas noções destes mecanismos complexos ao demonstrar que a prostaciclina é produzida nos pulmões. Quando os sujeitos de sua pesquisa foram farmacologicamente estimulados a respirar mais, o nível de prostaciclina em seu sangue subiu. Outros pesquisadores confirmaram esse dado. Diante dessa ligação entre a respiração e a produção de prostaciclina, J. Santorski[2] descreve a seguinte seqüência de acontecimentos: estresse ➡ limitação respiratória ➡ menos prostaciclina ➡ esclerose. (Não é por acaso que o oxigênio é a primeira coisa que se administra a uma vítima de um ataque do coração. Se tivesse absorvido oxigênio suficiente durante sua vida, poderia ter sido poupada do ataque.)

A ação contínua de todos esses fatores, ao longo dos anos, prejudica as artérias coronárias, produzindo um certo nível de arteriosclerose. Neste problema, as artérias coronárias se enrijecem e sua luz (ou abertura funcional) fica mais apertada, reduzindo o fluxo de sangue até o músculo cardíaco. Se este problema for sério, em qualquer uma das artérias, a pessoa acometida por este mal sentirá dor na região do coração depois de algum esforço físico, como por exemplo subir uma escada. Essa dor, chamada de angina, é um claro sintoma de doença das coronárias mas a pessoa pode sofrer de angina por muito tempo antes de ter um ataque do coração. Por outro lado, ela talvez tenha um ataque sério do coração sem ter passado por nenhuma angina antes.

O ataque do coração acontece quando uma das artérias coronárias se fecha por completo, impedindo assim que uma parte do músculo cardíaco tenha o suprimento de oxigênio necessário. As fibras musculares carentes morrem num processo conhecido como infarto do miocárdio, geralmente indicado pelas letras IM, na literatura especializada. Se o infarto for extenso, o coração pode entrar em choque ou desenvolver a fibrilação ventricular e então a pessoa morre. Se sobreviver ao ataque, ocorrerá a cura parcial do coração. As células mortas do tecido cardíaco serão repostas por tecido fibroso, formando uma cicatriz. O coração cicatrizado é um coração lesionado mas a extensão do dano depende da localização e da extensão do infarto. Após a recuperação do ataque, a maioria dos acometidos pode levar uma vida relativamente normal e a grande parte não sofrerá outro ataque. Mas, se as pressões e estresses que desencadearam o primeiro ataque não forem reduzidas, há uma forte probabilidade de que sobrevenham um segundo ou mesmo um terceiro ataques, dos quais o resultado será fatal.

Embora seja necessário que apenas uma das coronárias se feche para que ocorra o IM, em geral as outras não estão isentas da doença. Os cardiologistas utilizam angiogramas — raios-X dos vasos sangüíneos feitos após a injeção de líqüido contrastante — para determinar a extensão do estreitamento das coronárias. Se a doença já tiver avançado ao ponto de prejudicar o funcionamento arterial, pode-se recomendar uma cirurgia de ponte safena para que as artérias comprometidas possam ser substituídas por veias novas. Assim, um fluxo mais normal de sangue é restituído ao músculo cardíaco. Mas, se persistirem as condições que causaram o problema, as "artérias" substitutas acabarão sendo lesionadas com o tempo.

Assume-se em geral que o ataque cardíaco acontece quando o coração está submetido a um estresse extraordinário. Estamos todos familiarizados com o fato de homens mais velhos às vezes sofrerem ataques do coração enquanto limpam a neve dos caminhos. Jogadores de tênis, corredores de maratonas e entusiastas de outros esportes às vezes também são acometidos. O exemplo clássico é o de James Fixx, autor de vários livros populares sobre corrida e que morreu correndo. Ficou constatado posteriormente que ele sofria de uma doença das coronárias. Evidentemente estava forçando seus limites e seu coração não agüentou. Mas nem limpar a neve, nem correr, são em si atividades perigosas. Homens velhos, como eu, geralmente tratam a neve sem qualquer problema, assim como muitos homens correm e jogam tênis regularmente sem o menor prejuízo. É o forçar que se torna perigoso, porque em geral vem acompanhado de uma respiração contida.

As ações que decorrem de impulsos espontâneos são muitas vezes livres de esforços. Quando o movimento vem do sentimento ou da sensação que o inspira, tem uma qualidade integrada. Todas as partes do corpo estão livremente coordenadas nessa ação e nunca falta o oxigênio necessário. Por exemplo, não há qualquer esforço em se correr para cumprimentar alguém a quem não vemos há muito tempo. O mais comum porém é nossas ações serem orientadas para algum objetivo e, muitas vezes, exigirem uma certa imposição de nossa vontade no sentido de atingir a meta estipulada. Forçar, impor a vontade, é algo que tensiona os músculos e obstaculiza a respiração. Quando nos determinamos intensamente a atingir um certo alvo, sentimo-nos sob uma tal pressão para alcançá-lo que não paramos sequer para respirar. Por outro lado, quando nos concentramos em nossa respiração, podemos diminuir em muito a tensão inerente a qualquer atividade. É essencial, por exemplo, que paremos para respirar regularmente quando se tira a neve com uma pá. Tentar negligenciar incômodos ou cansaço é convidar problemas.

James Fixx poderia ter salvo a própria vida se tivesse parado de correr ao sentir algum desconforto. Parar, porém, teria sido admitir alguma falha o que, evidentemente, era inaceitável. Quando um fracasso significa uma perda da auto-estima e, portanto, do direito de ser amado, pode ser poderoso o bastante para desencadear a sensação do desamparo e da desesperança, capazes de culminar num colapso.

Muitos homens de nossa cultura têm como motivação indiscutível a necessidade de provar sua masculinidade. Mostrar-se fraco ou desamparado implica uma tremenda perda de auto-estima. Mas manter uma imagem de poder, força e competência exige um investimento extraordinário de energia numa postura especialmente prejudicial. Lançar o tórax para frente, engolir a barriga, endireitar os ombros, tensionar o queixo e endurecer as costas pode dar ao homem a aparência de um macho mas irá limitar perigosamente sua respiração ao mesmo tempo em que o tornará insensível às pressões físicas e emocionais que sobre ele estiverem sendo exercidas.

Estes, contudo, são casos especiais. A maioria dos ataques cardíacos não acontece durante a execução de uma atividade física violenta. Uma pesquisa com 1.347 ataques concluiu que apenas 2% ocorreu durante esforço físico.[3] A questão da relação causal entre esforço físico e doença cardíaca aparece mais vezes nos conselhos que o médico dispensa a um paciente pós-infartado no que tange a sua capacidade de ter relações sexuais. Tais pacientes costumam temer que esse esforço sobrecarregue seu coração e determine então outro ataque. Mas essa ansiedade não se limita aos homens pós-infartados. Embora numerosas piadas a respeito da "trepada mortal" sugiram que um ataque cardíaco durante o sexo é o meio ideal para se deixar este mundo, raramente a morte ocorre nessas condições. Um levantamento feito por japoneses em torno de 30.000 óbitos constatou que apenas 35 declaradamente ocorreram durante uma atividade sexual. Destes, 28 se deram enquanto o homem estava tendo uma relação completa com outra mulher que não a esposa. A implicação é que não a atividade sexual, mas a culpa, foi o agente letal. Certo legista observou que a morte nestas circunstâncias geralmente ocorre num ambiente desconhecido, após uma copiosa refeição regada a álcool. Se o homem em questão for mais velho, dificilmente estará em condição de ter relações. Para um homem destes, forçar-se a evitar qualquer fracasso é algo que o submete a um estresse físico e emocional enorme.

A pessoa pode "exagerar" em muitos níveis simultâneos. Quando isso acontece, o estresse costuma ser maior do que aquele que o coração poderia suportar. O seguinte caso ilustra esta combinação de estresses. Um médico, a quem chamaremos Arthur, descreveu os eventos concomitantes ao seu ataque cardíaco com as seguintes palavras:

Meu pai faleceu aos 38 anos de um infarto agudo. Aos 37 anos tive um IM na noite de Natal. A ironia do "presente" não me passou despercebida, assim como pude sentir que estava seguindo nas pegadas de meu pai, embora com um ano de antecedência.

Na época de meu infarto, eu havia terminado há pouco um relacionamento com uma mulher a quem estava vendo intermitentemente e voltara para uma outra com quem mantinha uma relação instável e explosiva já há algum tempo. Seria possível descrever meus relacionamentos amorosos e sexuais como imaturos e instáveis. Eu era incapaz de "assentar", "comprometer-me" e minha atividade sexual, com múltiplas parceiras, era um tanto compulsiva. No entanto, acabava sempre voltando para aquele relacionamento insatisfatório e emocionalmente explosivo com a mulher que já citei. Quando do meu infarto, nunca havia apresentado qualquer sintoma cardiovascular (ou seja, angina, disritmia, etc.). De vez em quando tirava a pressão no trabalho, na unidade de emergência, e, por alguns meses antes do infarto, apresentei pressões diastólicas intermitentemente elevadas (na faixa de 110).

Como médico especialista em doenças internas, posso dizer que os únicos fatores de risco (pelo menos os reconhecidos por nossa ortodoxia "mecanicista") eram um histórico familiar, o vício de cigarros, e uma vida até certo ponto sedentária. Na época do evento, o nível do colesterol sérico estava em torno de 250.

O IM em si ocorreu após eu ter trabalhado várias noites seguidas no departamento de emergência (das 7 da noite às 7 da manhã). Fui para casa na manhã de Natal e acordei à uma da tarde com uma dor esquisita no peito. Parecia que meu peito estava sendo suspenso por fios de alta tensão, que puxavam em direções opostas. Causava incômodo mas não doía exatamente. Lembro-me de ter ficado pensando se estaria tendo um IM. Observei que a dor irradiava para os dois braços e que eu suava abundantemente, sentindo uma discreta náusea. Se eu tensionasse os músculos peitorais piorava um pouco o quadro. Pensando que talvez fosse algo devido a tensão muscular, tentei me masturbar mas isso só fez a dor aumentar e não pude ter um orgasmo. Levantei-me, tomei um banho, senti-me um pouco melhor mas estava esgotado. Achei que tinha um vírus e comecei a me preparar para sair e jantar com a mulher que já citei e sua família. Voltei logo para casa. No dia seguinte fui trabalhar cedo, às 7 da manhã, embora estivesse me sentindo péssimo e com uma aparência terrível. Um pouco antes de ir para casa decidi por acaso fazer um cardiograma. Dei uma olhada e disse: "Merda". Tinha tido um infarto inferior agudo. Minha hospitalização subseqüente foi tempestuosa; foram cinco pontes de safena. Depois, no pós-operatório, a pressão do oxigênio foi lá embaixo e eu — muito compreensivelmente — fiquei confuso.

Mais um caso de um homem exagerando na dose, indo às últimas conseqüências para provar sua masculinidade e negar seu corpo. O próximo relato sobre o ataque cardíaco e a a morte de um homem de 36 anos traça um cenário parecido. O ataque ocorreu quando do Joseph estava de férias na Flórida com a esposa. Este período era a primeira folga do trabalho em mais de oito meses, numa ocupação de muita responsabilidade que exigia bastante dele. Era muito competente no que fazia mas o fato de fumar três maços de cigarro por dia indicava que estava sofrendo um estresse enorme. Além disso, era obeso e fazia poucos exercícios físicos. No dia do ataque, Joseph tinha jogado 18 buracos no golfe. À noite, ele e a esposa foram a um *show* com jantar, onde fez uma refeição bastante substancial. Segundo a esposa, dispensou a sobremesa, que normalmente comia, queixando-se de um certo incômodo após o jantar.

O casal voltou para o quarto por volta da meia-noite e teve uma relação. A esposa de Joseph relatou que sua ejaculação foi escassa e que seu corpo ficou inerte no momento do orgasmo. Imediatamente depois, queixou-se outra vez de um certo incômodo. Recusou-se a chamar o médico sugerido pela esposa alegando que o desconforto logo passaria. Mas assim que disse isso, sentiu-se esquisito e ficou pálido. A esposa disse que parecia que estava drogado. Quando ele disse que talvez estivesse tendo um ataque de ansiedade ela ficou assustada e chamou uma ambulância mas, antes que esta chegasse, ele já estava morto.

Era muito claro o quanto Joseph tinha se candidatado ao ataque do coração. Se era tão brilhante quanto alegava a esposa, devia sabê-lo. Seu comportamento parecia indicar que ultrapassava os limites para desafiar sua vulnerabilidade ou, como veremos num capítulo subseqüente, para enfrentar seu destino. Para muitos homens, fumar cigarro é algo identificado com a masculinidade. Desistir do cigarro, portanto, pode ser entendido, em nível inconsciente, como admissão de um fracasso. Joseph estava comprometido com ter sucesso a qualquer custo. Tinha de provar que era um vencedor no golfe, no jantar, no sexo. Forçava-se o tempo todo até o limite — e além dele — para afirmar sua imagem. No último ato sexual de sua vida, pode ter ficado face a face com sua impotência e entrado em pânico.

A maioria dos homens teme fracassar no sexo, pois isto está identificado com a perda do amor. Até pouco tempo, esse receio não perturbava as mulheres na mesma medida, mas a situação está mudando conforme mais e mais mulheres estão sendo julgadas por seus desempenhos. Muitas aparecem com o comportamento tipo A, que as predispõe a uma doença do coração. Nas últimas duas décadas, a incidência de doença das conorárias e de infarto do miocárdio aumentou de modo dramático na população feminina. As mudanças em seu estilo da vida também afetam seu funcionamento sexual. Numa recente pesquisa sobre disfunções sexuais entre mulheres, 218 esposas que trabalhavam e não trabalhavam fora foram interrogadas no Instituto Masters e Johnson a respeito de sua resposta sexual. A análise dos dados revelou que as mulheres voltadas para a evolução de suas carreiras profissionais que tinham um grande comprometimento de tempo e energia nesse sentido apresentavam duas vezes mais chances de procurar ajuda por problemas de inibição sexual do que as mulheres empregadas em ocupações menos exigentes, ou as não empregadas fora do lar.[4] As profissionais de carreira também queixavam-se mais de vaginismo do que os outros dois grupos de mulheres. Tanto para homens quanto para mulheres, portanto, o impulso para vencer na vida a qualquer custo os submete a um estresse muito grande e, ao mesmo tempo, interfere em sua capacidade de descarregar essa pressão por meio do prazer e da satisfação do amor.

Lucy, uma executiva de 60 anos, tinha exatamente esses problemas mas, felizmente, aposentou-se antes que suas condições deteriorassem a ponto de ter uma doença do coração. Lucy veio ver-me, deprimida, depois de ter sido despedida de uma grande empresa. Culpava um superior ciumento pelo fato mas a razão oficial era que lhe faltava discernimento. Fosse qual fosse o motivo, não era difícil de ver que se tratava de uma pessoa tensa e compulsiva. Era obesa e envergonhada de seu corpo; comentou que o nível de seu colesterol era muito elevado: mais de 300 ml. Observei que seu queixo era tenso, e isso indicava que ela havia feito um considerável esforço para atingir a posição que ocupara; seu peito inchado era acompanhado de uma respiração deficiente. A mesma grande força de vontade que lhe havia permitido subir no mundo dos negócios não lhe servia em sua vida pessoal. Fumava mais ou menos dois maços de cigarros por dia, embora tivesse tentado várias formas de tratamento para parar de fumar. Em termos mais simples, seu problema era uma necessidade de provar sua competência e superioridade, distúrbio classicamente narcisista.

Creio que Lucy foi poupada de um ataque do coração porque aceitou a aposentadoria precoce, desencadeada por sua demissão. Desta forma, foi aliviada do estresse de uma situação competitiva. Sua depressão subseqüente trouxe-a para a terapia onde pôde perceber que sua vida profissional não era o mais importante para ela e que seu verdadeiro desejo era um relacionamento amoroso com um homem. Também parou de fumar. Dessa forma, Lucy acabou fazendo de um fracasso sua liberdade. Se não tivesse agido assim, teria submetido sua vida a um estresse e pressão contínua para manter sua auto-estima.

Em *The Healing Heart*, Norman Cousins credita a Arnold Hutshneves, autor de *The Will to Live*, a idéia de que "as pessoas que se sentem presas a obrigações que prefeririam deixar de lado são candidatas a doenças súbitas e graves".[5] O próprio Cousins sofreu um ataque do coração em casa, após voltar de uma "viagem frenética até a costa leste um pouco antes do Natal."[6] Tinha pela frente a perspectiva de uma outra viagem até o sudeste do país, poucos dias depois, mas achou que isso estava um pouco além do que poderia suportar. Mas sentiu-se incapaz de cancelar o compromisso. No dia seguinte, teve um ataque do coração.

"Logo depois do almoço", relata Cousins, "veio uma onda de náusea e fraqueza. Comecei a suar. Não sentia aquelas dores maciças, como um aperto, geralmente associadas a um ataque do coração, mas a pressão em meu peito e a dificuldade para respirar tiraram a dúvida de que não fosse meu coração que estava falhando". A esposa de Cousins ligou-o a um tubo portátil de oxigênio até que os enfermeiros chegassem. Desse ponto em diante, fez todos os esforços possíveis para evitar o pânico que, em sua opinião, é o verdadeiro matador. *The Healing Heart*, que descreve sua recuperação daquilo que foi diagnosticado como uma destruição "significativa" do músculo cardíaco e como falha congestiva do coração, é um relato interessante do poder de fatores emocionais e psicológicos no desenrolar de doenças.

Mas esses fatores podem causar doenças? Cousins não era a pessoa tipo A mais característica: acreditava que rir era o melhor caminho para enfrentar o estresse, não fumava nem bebia, tinha uma pressão baixa, seu peso estava dentro dos limites normais. Costumava praticar esportes pesados mas, nos últimos tempos, devido a viagens constantes, praticava menos. Dois meses antes do ataque sentira faltar-lhe o fôlego numa época em que o tempo estava frio, tivera uma sensação de pressão na garganta, de peso na perna direita e houve sinais de sangue em sua saliva. Um ECG não assinalou patologia alguma e os sintomas cederam. Apesar disso, havia algo errado. Infelizmente, a maioria dos médicos não consegue enxergar um processo mórbido a menos que conduza a patologias estruturais. Ninguém averiguou como é que Cousins respirava, o nível de tensão e rigidez de seu corpo, até onde seu peito estava congestionado, sua garganta apertada, seu queixo tenso. Se queremos entender a enfermidade, principalmente a crônica, devemos utilizar a abordagem holística e considerar tanto a pessoa quanto seus órgãos.

A idéia de que obrigações indesejáveis podem causar enfermidades graves é sugestiva mas incompleta. Se a situação evoca sentimento de pânico e desamparo certamente é perigosa, especialmente quando os sentimentos em pauta não são identificados. O esforço para bloquear a manifestação dessas sensações coloca muito estresse no coração. Mas a verdadeira armadilha para o coração é uma situação de ausência de amor. Cousins disse que sentia amor pela mulher e pelos filhos, mas duvidava ter sabido demonstrar ou fazer sentir isso.

Não conhecemos os detalhes particulares da vida íntima de Cousins e os cardiologistas em geral não investigam essas questões ao tratar de seus pacientes. As estatísticas pouco ajudam porque os pesquisadores não fazem as perguntas certas. Esses detalhes, no entanto, estão disponíveis nos prontuários psicoterapêuticos e, muitas vezes, fornecem dados que validam conceituações como a proposta.

O paciente que relatou o seguinte era um médico de doenças internas que veio consultar-me após ter-se recuperado de um ataque do coração. Ralph tinha cinqüenta e tantos anos e vivia um segundo e infeliz casamento. Tinha uma filha do primeiro matrimônio e dois filhos do segundo. O problema tinha começado, conforme relatou Ralph, quando

Descobri que minha segunda esposa não suportava minha filha. Era uma bruxa, vingativa e maligna. Depois, comportava-se como uma criança. Era uma desgraça. Tentei ajudá-la, mas não deu certo. Para mim era um inferno.

Cerca de dois anos antes do ataque, separei-me de minha esposa mas não pude suportar a dor de um segundo divórcio, que envolveria desta feita meus dois filhos, e por isso voltei.

Um ano antes do ataque, mais ou menos, entrei em desespero. Era impotente com minha esposa e então decidi tentar outras mulheres, dar uma guinada de 180 graus e ter sexo sempre que eu quisesse e com quem eu quisesse. Descobri que não era impotente com outras mulheres mas esses casos sexuais não eram satisfatórios. Não tinham nenhuma relação com minha vida.

Então me apaixonei por uma mulher mais jovem chamada Mary, que veio trabalhar como minha enfermeira. Certa noite voltei tarde para casa depois de ter estado com ela e encontrei minha esposa muito zangada. Apesar de sua ira, contei-lhe que havia esse novo relacionamento. Mas não consegui enfrentá-la. Obrigou-me à renunciar a Mary, o que eu não estava preparado para fazer, de modo que continuei a vê-la às escondidas.

No dia do ataque, tomei um drinque com Mary antes de ir para casa. Naquela noite minha esposa tentou aproximar-se sexualmente de mim e fizemos amor. Foi difícil. Embora eu tivesse ejaculado, não sentia a menor descarga, nenhuma sensação de leveza depois. Não conseguia conciliar o sono. Sentia uma tensão e um aperto logo abaixo das costelas. Fui até o banheiro pensando que se conseguisse evacuar a sensação de incômodo desapareceria. A dor pareceu ceder mas, quando fui até a cozinha, voltou. Era uma dor contínua e parecia estar ficando mais forte. Durou mais ou menos 10 minutos mas não era esmagadora. Ainda assim, pensei que poderia ser um ataque do coração. Minha esposa saiu da cama e eu lhe disse que me levasse até o hospital. A caminho do hospital vomitei repetidas vezes, involuntariamente.

Na sala de emergência, fui para a máquina de ECG mas, para minha surpresa, a dor tinha ido completamente embora. Fiquei decepcionado diante de um diagnóstico errado. Então a dor voltou e me injetaram morfina. Adormeci e, no sono, tive uma parada cardíaca. Os médicos reativaram os batimentos mas sofri uma fibrilação ventricular e eles tiveram dificuldade em estabilizar o ritmo cardíaco. Ao acordar e observar a irregularidade na tela, tive um mórbido senso de humor. Realmente não me importava viver ou morrer. Não sentia pânico. Tinha ficado sem graça quando achei que meu diagnóstico estava errado e fiquei aliviado quando descobriram que tinha sido um ataque cardíaco. Tinha sido um infarto da parede posterior.

Pensei: poderei viver o bastante para sobreviver a este casamento? Senti que o contato sexual daquela noite com minha esposa, o primeiro desde que havia renunciado a Mary, havia sido a traição final de mim mesmo.

Outro acontecimento de partir o coração tinha precedido o ataque. Junto com alguns sócios, tinha planos para construir uma clínica. Um pouco antes do ataque cardíaco, o empreendimento tornou-se um desastre financeiro. Tive de abandonar meu sonho e afastar-me daquelas pessoas. Senti-me derrotado. Senti que minha esposa me dominava por completo.

Podemos aprender muito com o relato desta história, que mostra com clareza as poderosas forças que engendram um ataque do coração. A última afirmação mostra o quanto Ralph sentia-se prisioneiro em seu casamento. Estar preso numa armadilha, porém, não é o que se pode considerar como fator determinante na precipitação do ataque. Há pessoas que vivem prisioneiras de casamentos insatisfatórios e de outras situações semelhantes, anos a fio, sem que nada de dramático lhes aconteça. Em minha opinião, é a perda do repentino impulso de romper com a situação que detona o gatilho. Perder esse impulso faz com que a pessoa se sinta desamparada e desesperada. A pessoa consegue suportar estar presa a uma situação dolorosa enquanto uma certa esperança vive em seu coração. Há um ditado segundo o qual existe esperança enquanto o coração bate. Isso implica que a parada cardíaca é o equivalente à perda da esperança. O ataque de coração de Ralph foi como um sino dobrando pelos mortos e sua ocorrência deve ter sido associada à perda da esperança. Ele de fato teve uma parada cardíaca.

Como é que a esperança e o amor se coadunam em nossa abordagem do coração? Não seria a esperança, basicamente, uma esperança de amor, de uma ligação significativa e agradável com a vida, com o mundo à nossa volta, com alguém ou com algumas pessoas especiais nesse mundo? Estar preso à vida não é uma sentença de morte se o prisioneiro faz uma ligação significativa com seus semelhantes e com este mundo em particular. Mas, a maioria dos prisioneiros da vida tem uma certa esperança de serem libertados. Voltaremos a este aspecto do tema novamente, no próximo capítulo. Nosso foco aqui recai sobre o papel desempenhado pelo medo e pelo pânico no desencadeamento de um ataque cardíaco. Por que não poderíamos tirar Ralph de seu casamento? O que o detinha? (O que o amedrontava?) Mais tarde fiquei sabendo que ele acabou mesmo se divorciando daquela esposa. Devemos nos dar conta de que a verdadeira armadilha é interior, que o coração está preso dentro de uma gaiola rígida e que anseia pela liberdade para ir, em busca do amor. Mas, fugir dessa prisão evoca a dor do coração partido e o medo do abandono que podem fazer com que a pessoa entre em pânico e sufoque o impulso. Reprimir o impulso de ir em busca de amor e liberdade é, na realidade, sufocar o coração, algo que pode resultar no espasmo de uma das artérias coronárias.

Em minha opinião, o espasmo é a chave para a compreensão do ataque cardíaco. A doença das coronárias na forma de placas ateromatosas e de engrossamento das paredes arteriais predispõe a artéria a um ataque mas raramente é, em si, responsável pela oclusão total da artéria. Duas constatações endossam essa interpretação. As pessoas podem sofrer de doença grave das coronárias durante vários anos, sem que ocorra um ataque. Por outro lado, é possível que o indivíduo sofra um infarto do miocárdio sem qualquer histórico anterior de doença das coronárias. Devemos então perguntar o que causa o espasmo. Os espasmos acontecem no tecido muscular de outras partes do corpo que não nas artérias coronárias. Quando o espasmo atinge um músculo estriado comprido, chamamo-lo de cãimbra. Todos sentimos já essas cãimbras nos músculos das pernas quando fazemos um movimento rápido, repentino ou incomum. Esses espasmos não acontecem nos músculos que estão completamente relaxados ou nos que estão muito contraídos. Neste último caso, nenhum movimento incomum é possível, ao passo que no primeiro todos os movimentos são livres. Ocorre um movimento incomum quando um músculo tenso começa a relaxar, isto é, a se movimentar livremente. A perda momentânea do controle provoca uma reação de medo no músculo tenso, que entra em espasmo. Felizmente, esses espasmos ou cãimbras não são perigosos e desaparecem com um pouco de relaxamento. A situação fica mais séria quando isso acontece numa artéria coronária.

A vítima de uma ataque cardíaco raramente tem consciência desta seqüência de eventos. Pode perceber que está presa numa armadilha mas o mais comum é não sentir o pânico extraordinário que o desejo de fugir suscita. O pânico em questão é o mesmo que já sentiu na infância, como reação ao seu coração partido, e tal como então, sua resposta à ameaça representada por essa sensação é conter a respiração e imobilizar o corpo em seu nível mais profundo: no coração.

O ataque de coração de Cousins ilustra essa seqüência de acontecimentos. Conforme seu relato, o ataque ocorreu no dia seguinte à sua constatação de que não desejava realizar mais uma viagem frenética de negócios, apesar do fato de ter se comprometido a partir em poucos dias. Seu desejo de afastar-se de suas obrigações parece não ter sido particularmente forte pois nem protestou, nem manifestou raiva pela sensação de estar preso. Até mesmo quando o ataque ocorreu não entrou em pânico nem chorou de dor. Em vez disso, aceitou a situação com seu bom humor de sempre. Sua atitude pacífica, porém, era só uma reação de superfície; no fundo, alguma coisa tinha partido seu coração.

George Engel, psiquiatra e médico de doenças internas, descreveu em detalhes os eventos que precederam seu próprio ataque cardíaco, ocorrido mais ou menos um ano após seu irmão gêmeo, Frank, ter falecido de um ataque do coração, com a idade de 49 anos. Seu relato esclarece o papel da culpa e da hostilidade inconscientes na precipitação de um infarto do miocárdio.

O pai dos gêmeos tinha falecido de um ataque do coração dois dias antes de completar 59 anos. Morreu em casa, e seu filho George, então com 15 anos, sentiu-se (em suas palavras) "profundamente fora da realidade", com a convicção de que, como seu pai, ele também não atingiria seu 59º aniversário.

Quando pequenos, George e Frank tinham sido tão parecidos que os pais tinham dificuldade para distingui-los. Nas palavras de George, o relacionamento com o irmão era "próximo, intenso, mas também cheio de rivalidade". Os dois freqüentaram as mesmas escolas e seguiram a mesma carreira. Frank tornou-se professor de medicina e patologia na Universidade Duke e George, professor de medicina e psiquiatria na Universidade de Rochester.

O passamento de Frank aos 49 anos foi inesperado. Poucas horas após ter-se informado da morte do irmão, George também sentiu uma dor no peito. Um exame médico feito uma semana depois revelou evidências de uma doença cardíaca. Vários sonhos que teve na época foram marcados por uma confusão a respeito de quem teria morrido, ele ou o irmão. George achava que não iria viver muito mais tempo, após a morte do irmão. Mas, conforme os meses iam passando, George começou a pensar que se não tivesse um ataque até 10 de julho, aniversário da morte de Frank, então seria poupado. Seu ataque ocorreu no dia 9 de julho.

No dia do ataque, George deveria atender um compromisso difícil com alguém que identificava de perto com seu irmão. Ele não estava com muita vontade de ir a esse encontro e percebeu, depois, que se mantivera ocupado a semana toda para evitar pensar a respeito. A reunião estava marcada para a noite do 9 de julho. Jamais ocorreu. Às 3:30 da tarde, teve seu ataque.

"Minha reação ao ataque foi de grande alívio", escreveu. "Sentia-me tranqüilo e sereno. Não só tinha escapado da reunião desagradável como não teria mais que antecipar o ataque."

Esta reação pode parecer estranha mas ocorre com muita freqüência, como observamos, em vítimas de ataques do coração. É claro que a ansiedade que George sentia a respeito de um possível ataque causava-lhe mais estresse do que o ataque em si. Talvez essa ansiedade latente tenha desempenhado um papel para predispô-lo ao ataque, mas essa ansiedade também tinha outras raízes, que vieram à tona enquanto George ouvia pelo rádio uma apresentação de *Hamlet*, durante sua fase de recuperação.

De repente achei que tinha entendido algo de profundo e novo a respeito dessa peça. O tio de Hamlet não havia assassinado seu irmão. Essa só era a fantasia de Hamlet. Fiquei estupefato ao constatar que nunca tinha percebido esse ''fato'' antes e fiquei muito excitado com essa descoberta. Claro que percebi de imediato meu erro e reconheci no ato suas implicações. Eu não era absolutamente responsável pela morte de Frank!

George saiu do hospital, ficou uns dois meses em casa se recuperando, e depois voltou ao trabalho com força total.

Talvez o leitor se indague como George poderia ter se sentido responsável pela morte do irmão já que não havia motivos racionais para tanto. Mas os que têm conhecimento das idéias psicanalíticas saberão reconhecer que a sensação de responsabilidade de George vinha de um desejo inconsciente de que Frank morresse. Como ele mesmo admitia, a rivalidade entre ele e o irmão sempre tinha sido forte. George lembra que uma vez, num acesso de ira, correu atrás do irmão com uma faca de esculpir e teve de ser desarmado pela cozinheira. Quando adolescentes, decidiram que jamais iriam sair um com a namorada do outro. Sem dúvida essa rivalidade tinha suas raízes na infância, no desejo de cada bebê ter a mãe só para si. Entre animais, essa rivalidade é em geral uma questão de sobrevivência quando não há provisões suficientes. Entre humanos, é, no mais das vezes, uma manifestação de rivalidade sexual.

Como Norman Cousins, George Engel tinha dificuldade para tratar de suas sensações e sentimentos negativos e por isso os suprimiu. Nestes casos, aparece ansiedade quando tais conteúdos se dirigem para a consciência e ficam perto de serem expressos. Foi o que aconteceu no caso de George na semana que precedeu ao aniversário de falecimento de seu irmão. Poder-se-ia dizer que George achava que precisava ser punido por desejar que o irmão morresse.

Nos anos seguintes ao seu próprio ataque das coronárias, George bloqueou a possibilidade de qualquer outra tomada de consciência de seus sentimentos de culpa pela morte do irmão. Mas, no quinto aniversário de falecimento de Frank, ele teve um sonho de ansiedade que descreveu como ''a dor da culpa e da perda pela morte de

Frank e o alívio diante de minha própria sobrevivência". Outro sonho, quando no quinto aniversário de seu próprio ataque deixou-o bastante deprimido, estado emocional que atribuía ao conflito entre seu anseio por reunir-se ao irmão e a rivalidade entre ambos. Outros dois episódios nos anos subseqüentes — a sensação de que Frank não tinha morrido e um ataque repentino de fadiga total ocorrido exatamente sete anos após o minuto em que sofreu seu ataque das coronárias — indicaram que, no plano inconsciente, George ainda estava lutando.

George Engel chama de "complexo de nêmese" seu medo de não viver mais que 58 anos, idade com que seu pai morreu. Esses temores também são conhecidos como "reações de aniversário". Olin, que efetuou um estudo especial sobre reações de aniversário, descreve-as como "resposta psicobiológica à recordação de um momento específico em que se deu um evento estressante no passado destinado a produzir sintomas no futuro... enfermidades físicas como ataques cardíacos; enfermidades emocionais, como depressão; e enfermidades comportamentais, como abuso de drogas."[7] Olin faz referência a um caso pessoal e cita algumas figuras de domínio público. Seu relato de Elvis Presley é, para nós, particularmente pertinente. Presley também era o gêmeo sobrevivente e vivia muito envolvido com o irmão morto. Além disso, como relata Olin, "Elvis e a mãe eram muito ligados. Quando ela morreu, em 14 de agosto de 1958, aos 42 anos, ele disse: 'Minha vida acabou.' Dezenove anos depois, no dia 6 de agosto de 1977 ele morreu com 42 anos."[8]

O ano da nêmese para George Engel era seu 58º ano de vida, a idade do pai quando morreu. Naquele ano, pensou muito sobre o pai, percebendo o quanto se identificava com ele. Numa fotografia que a esposa tirou dele, nessa ocasião, George estava numa pose tão parecida com o pai que até pareciam gêmeos. O dia fatídico da morte do pai era 12 de dezembro, dois dias antes do aniversário do pai e dois dias depois do aniversário do próprio George. Em setembro, começou a desenvolver sintomas premonitórios: uma progressiva fraqueza, fadiga, falta de ar depois de algum esforço físico, e episódios de coração acelerado. Não deu atenção a esses sinais senão depois que seu médico, percebendo sua palidez, hospitalizou-o imediatamente. Esses sintomas eram de uma anemia provocada por uma acentuada perda de sangue causada por hemorróidas que sangravam. A perda de sangue era tão grande que chegou a pôr sua vida em risco. George precisou receber transfusão de duas unidades de células vermelhas e custou-lhe duas semanas para se recuperar. "Mas eu estava apenas negando que estava doente?" perguntou. "Ou será que estava aceitando passivamente a enfermidade como um destino merecido, assim como oito anos antes, eu tinha aceitado meu ataque cardíaco passivamente?"[9]

Nosso interesse nesses casos está no papel que aniversário críticos têm no desencadeamento de doenças. Engel escreve que "nesta situação psicodinâmica, o calendário, na forma dos aniversários, funciona como estímulo externo sempre pronto para reativar a luta fatal entre a vida e a morte."[10] Para ele, essa luta era entre o amor e o ódio, primeiro com seu irmão gêmeo e depois com seu pai, por amar sua mãe. Pode um menino ousar ser mais homem do que seu pai? Vencer o pai significa possuir a mãe, crime que está muito além de qualquer cogitação.

Crescemos e, segundo alguns índices de referência, ultrapassamos nossos pais mas, a esquecida criança interior identificada com o coração, permanece a mesma. A divisão entre o aspecto egóico adulto de nossa personalidade e o aspecto infantil (coração) paralisa nossos sentimentos mais profundos no nível dos 6 anos, ao final da fase edipiana. Nesse nível, um menino não pode duvidar de seu pai nem pode sobreviver a ele pois que isso também é um sinal de superioridade. Ser melhor homem que o próprio pai significa possuir a mãe. Em certos casos, esta perspectiva é tão aterrorizante que significa não restar outra alternativa senão morrer.

O complexo de nêmese é mais comum em homens que em mulheres e acontece, na maioria das vezes, em relação ao pai. Felizmente, nem sempre culmina com a morte, embora possa desencadear uma enfermidade. No caso de George, a possível ameaça de uma irrupção da hostilidade inconsciente que nutria pelo irmão e pelo pai ("Ainda bem que você morreu. Agora posso brilhar no palco sozinho") causou uma reação de pânico que terminou num espasmo das artérias coronárias. Em minha opinião, todo ataque cardíaco deve ser interpretado como reação de pânico em nível inconsciente.

A reação de pânico descrita acima precede o ataque ou lhe é simultânea. Uma vez ocorrido, o pânico cede pelo menos por um tempo. É incrível como são poucos os pacientes que entram em pânico quando são informados de que tiveram um ataque do coração. Aliás, muitos sentem alívio. Afinal, a luta terminou.

Uma possibilidade de se prevenir ataques do coração está em se prevenir o pânico. Norman Cousins tem uma consciência muito clara dos perigos que o pânico representa para o coração, principalmente após a pessoa ter tido um problema com as coronárias. "O pânico intensifica os problemas latentes de saúde", escreve ele. "O pânico pode contrair os vasos sangüíneos, perturbar ritmos cardíacos normais e até mesmo provocar infartos do miocárdio".[11] É possível lidar com o pânico que a pessoa sente tranqüilizando-a e fazendo-a sentir-se menos só. Mas o que será possível fazermos pela pessoa acossada pelo pânico mas que não o sente de modo algum? A primeira coisa que devemos fazer é perguntar como uma coisa dessas pode acontecer. Já vimos que a distância entre o corpo e a mente permite que as sensações sejam vividas, em nível fisiológico sem serem constatadas em nível consciente. Nessa medida, a pessoa ergue os ombros, engole o ar, arregala os olhos — em outras palavras, exibe todos os sinais de medo — sem ter consciência de que está com medo. Se o medo for profundo e crônico, irá estender-se até os órgãos internos e tecidos. Os músculos dos brônquios e das artérias se tornam espásticos, as artérias coronárias se tornam rígidas e está montado o palco para um ataque cardíaco após sua resposta aguda de medo ou pânico.

Se a pessoa puder ser levada a tomar consciência do medo e do pânico que alimenta em seu interior, terá menos probabilidade de ter um ataque do coração. As pessoas submetidas a pânico em nível consciente sofrem emocional mas não fisicamente, uma vez que, via de regra, a doença emocional evita enfermidades físicas. Há evidências clínicas em abundância para fundamentar essa observação. Todos os psiquiatras já trabalharam com pacientes que sofrem de ansiedade, muitas vezes grave. Em caso algum houve o relato de tal ansiedade ter causado um ataque do coração. Certa vez tratei de um jovem cuja ansiedade era tão forte que seu funcionamento geral estava muito comprometido, a ponto inclusive de fazê-lo avaliar a idéia de um suicídio. Tinha consciência de que, em algum sentido, essa ansiedade estava relacionada a uma raiva assassina que sentia do pai, e também de mim, como pai substituto. Às vezes, atingia outras figuras investidas de alguma autoridade. Essa ansiedade decorria do medo de que sua ira pudesse emergir de repente, de forma inesperada, com conseqüências desastrosas. Mas, porque tinha consciência dessa ira, não se colocava como candidato a um ataque do coração.

Para tratar desse problema, é necessário transformar a ira em raiva, emoção que pode ser integrada à personalidade e confrontada racionalmente. Mas, antes, o paciente deve dar vazão à ira contra uma cama ou outro objeto adequado. Pode acabar com a cama até seu coração acalmar, sem se sentir culpado por estar machucando alguém. Depois, quando a pressão estiver no mínimo, pode começar a identificar essa raiva e expressá-la apropriadamente, em situações que peçam uma resposta de raiva.

A terapia tem como finalidade o autocontrole, apesar do fato de o paciente ser freqüentemente incentivado a entregar-se a suas sensações e sentimentos. Nada há de contraditório nisto porque o autocontrole implica uma capacidade de entregar-se nos momentos certos. Por exemplo, não devemos nos permitir uma perda de controle quando estamos com raiva a menos que estejamos numa situação protegida e controlada. Por outro lado, não devemos temer uma perda de controle numa situação de intimidade sexual quando nos mostramos amorosos. Para podermos desenvolver um autocontrole saudável precisamos estar plenamente em contato com nossas sensações e sentimentos. A supressão dos sentimentos prejudica o verdadeiro autocontrole ao comprometer a unidade da personalidade. A negação do medo cria a oportunidade para o surgimento exatamente daquilo que nos amedronta. Se nos impedirmos de sentir o coração partido, e se negarmos nosso medo da solidão, estaremos nos tornando vulneráveis a um ataque que pode, literalmente, partir nosso coração.

Capítulo 8
MORTE REPENTINA

Estima-se que em torno de 450.000 mortes súbitas ocorrem anualmente nos Estados Unidos, o que representa 25% do total.[1] Segundo De Silva e Lown, estudiosos da questão, "a vítima típica, que costuma se considerar em bom estado antes do evento, é rapidamente abatida enquanto executa atividades de rotina."[2] De Silva e Lown definem como mortes repentinas as que "ocorrem instantaneamente ou num espaço estimado de até seis horas após o surgimento de sinais e sintomas agudos."[3] As pessoas costumam atribuir a causa de uma morte súbita ao ataque cardíaco mas, em geral, a autópsia não consegue constatar um infarto do miocárdio nem a presença de uma trombose recente das coronárias (nem a presença de coágulos). Contudo, a vítima de uma morte repentina é semelhante a outros pacientes coronários no que diz respeito à presença marcante de fatores de risco tais como comportamento tipo A, hipertensão, tabagismo, nível elevado de colesterol e rigidez muscular associada a um peito congestionado e cheio.

Hoje está consagrado como fato que o processo da fibrilação ventricular é o "mecanismo terminal"[4] da morte repentina em praticamente todos os casos. A fibrilação ventricular é definida como "uma despolarização elétrica caótica do coração que resulta em atividade mecânica desorganizada e ineficaz desse órgão, junto com a cessação do fluxo de sangue."[5] Uma vez que os batimentos cardíacos são caóticos e muito rápidos, o coração fica incapaz de bombear sangue. A morte ocorre dentro de poucos minutos se não for aplicada a ressuscitação cardiopulmonar ao lado da desfibrilação. A pergunta que tentaremos responder é a seguinte: o que leva um coração que está batendo normalmente a desenvolver uma arritmia fatal ou um ritmo anormal? Para início de conversa, devemos admitir que um coração saudável não bate como se fosse um relógio. Sabemos que o ritmo se acelera ou retarda em resposta às necessidades de sangue que o corpo manifesta. Assim, quando a pessoa está praticando uma atividade física desgastante, o ritmo do coração deve subir das 70 batidas por minuto que é o ritmo de repouso, para até 130. De volta ao estado de repouso e relaxamento, o ritmo do coração se acalma. Mas a atividade física não é a única causa da aceleração dos batimentos cardíacos. Todos os estados emocionais afetam diretamente o coração. O amor, como o medo, podem fazer com que ele bata mais depressa. Essas reações não são consideradas arritmias e sim variações dentro do ritmo normal. Por isso, não são patológicas.

Uma forma comum de arritmia é a falha de um batimento. Provavelmente todos já sentiram essa falha pois pode ocorrer no coraçao perfeitamente normal. Mas isso não acontece por acaso. O coração que não dá uma batida indica um estado de ansiedade, da mesma forma como "borboletas no estômago". No caso de falhar uma única batida, a ansiedade pode ser tão mínima que nem seja captada em nível consciente. Por outro lado, quando o coração começa a saltar dentro do peito é quase impossível não sentir ansiedade.

Em circunstâncias normais, o batimento cardíaco é uma onda de contração que se espalha por todo o músculo cardíaco de modo organizado. É precedida por um determinado fenômeno elétrico que desencadeia a contração das células musculares individuais. O eletrocardiograma capta justamente esse componente elétrico da onda e nos indica a existência de alguma perturbação nesse fluxo. Mas citar uma instabilidade elétrica como a causa de uma morte repentina é pensar que o coração não passa de um aparato mecânico. Assim como a pessoa, seu coração não é um dispositivo elétrico, embora haja um elemento elétrico no funcionamento do corpo.

Minha tese é a seguinte: o coração instável existe na pessoa instável. As emoções são a vida do corpo. Um coração aberto e amoroso existe na pessoa amorosa; o coração frio e fechado, numa pessoa indiferente. A instabilidade, seja qual for seu tipo, denota uma alteração de toda a personalidade.

A operação do desfibrilador demonstra que é o pânico a chave emocional para se entender a fibrilação ventricular. O desfibrilador é um aparelho que usa uma corrente elétrica para aplicar um choque ao coração. Como o tapa duro e seco que traz de volta à realidade a pessoa em pânico, o choque faz cessar momentaneamente toda atividade cardíaca, o que serve, na maioria dos casos, para restaurar o ritmo cardíaco. Em casos raros, devem-se aplicar dois ou mais choques para o ritmo voltar ao normal.

Na maioria deles, existe uma ligação direta entre o pânico e a morte repentina. Sabe-se que indivíduos que se vêem presos em incêndios ou em outras catástrofes naturais entram em pânico e morrem de ataques do coração. Talvez, antes de mais nada, tenham tido corações instáveis mas, em si, podem ter sido pessoas menos estáveis emocionalmente do que as que ficaram calmas e sobreviveram ao desastre.

O pânico representa a luta contra uma sensação de estar preso numa situação que põe a vida em risco. Se o organismo desiste da luta e aceita seu destino, o pânico desaparece. Evidências experimentais obtidas com animais comprovam enfaticamente essa afirmação. Numa pesquisa relatada por De Silva e Lown, cães foram submetidos a choques elétricos que não podiam evitar. Embora tivessem batimentos cardíacos perfeitamente normais, mostraram um aumento de 40% ou mais na vulnerabilidade à fibrilação ventricular. O ritmo de seus corações ficou mais acelerado, assim como subiu sua pressão sangüínea e o nível dos "hormônios de combate" do sangue. Todas essas mudanças fisiológicas denotavam uma aceleração da atividade no sistema nervoso simpático, aquela parte do sistema nervoso autônomo que prepara o animal para lutar ou fugir. Nos cães cujo coração tinha anteriormente sido lesionado por bloqueio das coronárias, o condicionamento pelo choque desencadeou fibrilação vintricular.

Os pesquisadores descobriram que esses efeitos poderiam ser anulados por meio de procedimentos que bloqueassem o sistema simpático. Drogas como propanolol e tolamolol, inibidoras da ação simpática, protegeram da fibrilação ventricular aqueles animais que sofreram oclusão das artérias coronárias. Seccionar os nervos simpáticos que se dirigem ao coração surte um efeito semelhante. E a morfina, que atenua a dor, mostrou-se uma proteção significativa contra a fibrilação em animais conscientes submetidos a estresse. Todas as medidas citadas tiveram o efeito de reduzir ou prevenir a reação de medo.[6]

O seguinte relato de caso, de uma menina de 14 anos, que perdeu a consciência quando foi acordada certa noite por um trovão, mostra de modo pungente o papel do medo na produção de uma fibrilação ventricular. Após essa experiência, sempre que a menina acordava ao som de um despertador, com o barulho de um objeto grande que tivesse caído, ou por causa de outro som estridente, entrava em estado de fibrilação ventricular e perdia a consciência. Eram episódios curtos que remitiam espontaneamente e exames minuciosos não puderam comprovar qualquer anormalidade cardíaca.[7] Ficou no ar a suspeita de que um coração eletricamente instável poderia ser o elemento de predisposição a tais episódios. Infelizmente, não foi realizado nenhum estudo psicológico em profundidade suficiente para se averiguar o estado emocional dessa paciente. Seria uma pessoa assustada? Sofria de pesadelos? Teria sofrido algum trauma emocional em sua infância?

Lown relata um caso incomum em que o medo estava implícito na morte de um homem de 39 anos cujo coração era estruturalmente normal. A fibrilação ventricular ocorreu no sono do início da manhã, enquanto estava sob observação numa clínica de sonoterapia. Havia dado entrada nessa instituição queixando-se de que estava tendo muitos sonhos de conteúdo violento. Quando morreu, o eletroencefalógrafo ao qual estava o tempo todo ligado confirmou a presença de graves irregularidades cardíacas que coincidiram com o sono REM (profundo).[8]

Em *The Healing Heart*, Norman Cousins chama o pânico de "o inimigo derradeiro"[9], principalmente quando se trata do pânico que os pacientes sentem quando são informados de alguma enfermidade grave. Segundo ele (e eu concordo) "nada é mais essencial no tratamento de uma doença séria do que liberar o paciente do pânico e dos pressentimentos."[10] A "repentina inundação de catecolaminas [epinefrina] [que ocorre no pânico] pode precipitar uma vasta gama de reações negativas, que não excluem uma desestabilização cardíaca e a constrição sangüínea."[11] Qualquer coisa que possa mitigar o pânico — como contato com outra pessoa, apoio, tranqüilização — ajuda. O antídoto particular de Cousins é o riso, que ele acha de muita utilidade em sua vida e também em seu trabalho com os pacientes. Como chorar, rir promove a respiração, dando ao corpo e ao coração o tão necessário oxigênio.

Cousins relata um caso que mostra graficamente o efeito destrutivo que o pânico tem sobre o funcionamento do coração. O caso envolveu um rapaz que tirou um cardiograma como parte de um exame físico de rotina. Para sua total surpresa, o cardiograma revelou evidências de um ataque anterior do coração. O rapaz, que pensava estar num excelente estado de saúde, negou ter a menor noção a esse respeito. Naquela noite, porém, teve dores no peito pela primeira vez em sua vida e entrou em pânico. Os três dias seguintes foram um pesadelo. Perdeu 8 quilos e foi atormentado por idéias de morte.

Um teste de estresse revelou uma fraqueza cardíaca e o angiograma constatou uma lesão numa das artérias coronárias. Foi recomendada cirurgia de safena.

Cousins fala de como ajudou o jovem a superar seu pânico garantindo-lhe que, com confiança e alguns exercícios, seu coração voltaria a funcionar muito bem. Num teste de esforço subseqüente, o jovem não mostrou mais evidências de dificuldade cardíacas ou respiratórias. Seis meses depois, após cumprir um programa que incluía um estilo razoável de vida e cuidados adequados à saúde, um segundo angiograma não mostrou qualquer traço de lesão. O rapaz não fez a cirurgia.

Este caso é interessante não só como exemplo da capacidade de cura espontânea que o coração tem quando o estresse emocional é reduzido ou eliminado, como também para ilustrar o fato de que o pânico, quando expresso, não mata. Esse homem viveu em pânico constante por três dias sem ter fibrilação ventricular. Sua experiência consciente do pânico pode ter afetado seu corpo como um todo, mas poupou seu coração. Ao longo de todo este livro, venho enfatizando que é a supressão das sensações e sentimentos que causa as enfermidades somáticas.

Eu mesmo presenciei um caso de parada cardíaca repentina no qual a supressão dos sentimentos era bem evidente. A vítima era um antigo paciente, chamado Benjamim e, como mais tarde relatou sua esposa, o evento desencadeante foi a indesejada perspectiva de sua aposentadoria. Há uma associação entre aposentadoria e ataques cardíacos mais freqüente do que entre essa doença e qualquer outro evento.

Benjamim tinha sido meu paciente mais ou menos há trinta anos e, ao longo de todo esse tempo, tínhamos mantido contato. Ninguém poderia descrevê-lo como pessoa do tipo A. Não era nem competitivo nem agressivo, não estava sob pressão para vencer na vida, nem trabalhava sob a pressão da falta crônica de tempo. Não era ruim a sua auto-estima. Em vez disso, sentia-se superior, sensação baseada numa natureza generosa, em sensibilidade para com os outros, em instrução. Era autodidata mas tinha feito um trabalho excelente. Porém eu sabia que por baixo disso tudo existia falta de confiança em si e uma tendência à passividade. Estava com 66 anos, à beira da aposentadoria, e trabalhava ainda como gerente numa loja de máquinas, quando morreu de repente.

Aconteceu da seguinte maneira: certa manhã da semana um amigo pediu a Benjamim que o levasse em seu carro até a estação ferroviária. A caminho, Benjamim simplesmente "pifou". O amigo o levou para casa e chamou uma ambulância. Ajudou ainda a esposa de

Benjamim que ao chegar em casa encontrou o marido esparramado na grama, com os enfermeiros tentando ressuscitá-lo. O esforço da equipe foi inútil. A autópsia revelou que a causa da morte foi fibrilação ventricular com arteriosclerose coronária concomitante.

Benjamim não tinha histórico anterior de doença cardíaca e nunca se queixara de angina ou dores no peito. Fumava cigarro e tinha uma vida sedentária mas não era obeso. Conhecendo-o tão bem quanto o conhecia, sabia que havia em seu íntimo uma quantidade razoável de raiva suprimida. Era vulnerável a doenças do coração mas isso não explicava sua morte repentina. O que aconteceu a Benjamim que determinou um acontecimento tão funesto? Sua esposa deu alguns detalhes relativos a sua vida emocional na época em que morreu. "Um dia antes de morrer eu lhe disse que fosse até o departamento pessoal e informasse que estaria se aposentando no primeiro dia do ano. Ele já vinha falando nisso há algum tempo mas também dizia que iria trabalhar até o dia de sua morte. E fez isso mesmo. Tinha uma certa ambivalência a respeito de se aposentar."

Aposentar-se significava para ele mudar da cidade, para um lugar onde fosse mais barata a vida. Ele e a esposa já tinham inclusive feito um pagamento inicial de uma casa. "Mais ou menos duas ou três semanas antes de morrer", contou a esposa, "ele visitou uns amigos que sabiam dessa idéia da mudança. Eles me contaram que ele disse na ocasião: 'Mas eu nunca vou viver naquela casa. Vou morrer.' Morreu antes de concluir o negócio."

Benjamim havia se tornado profundamente religioso com o passar dos anos. Mudar para outra cidade implicaria em romper um relacionamento muito íntimo com o ministro da igreja da qual se tornara o diácono. Ao mesmo tempo o relacionamento com a esposa se deteriorara. Sua vida sexual havia se reduzido a virtualmente nada nesse período.

Se Benjamim estivesse mais seguro em sua relação com a esposa, a perspectiva de sua aposentadoria talvez não tivesse sido tão assustadora. Mas tinha medo da mulher, como de resto de todas as mulheres, até certo ponto. Quando criança, sua mãe o prendera a ela de um modo tal que o havia impedido de identificar-se plenamente com o pai. Havia restringido sua agressão, ao mesmo tempo que estimulara o desenvolvimento de seu lado sensível. Apesar de muito próximo da mãe, seu interesse sexual natural por ela era um tabu. Não se sentia ligado a ela por amor; mesmo na época em que falecera, ela ainda o possuía e ele tinha medo dela. Tampouco sentia-se ligado à esposa. Suas verdadeiras ligações eram fora de casa: os colegas de trabalho, os homens com quem compartilhava de interesses musicais, a igreja. A perspectiva de desistir disso tudo e de encontrarse preso a uma mulher era assustadora demais para suportar. Ele sabia que não poderia fazê-lo e, no entanto, não conseguia dizer não. Incapaz de fugir ou lutar, estava paralisado. Creio que o pânico evocado por essa situação foi o agente letal.

O caso de Carl, um cronista esportivo com 60 anos, também ilustra o trauma da aposentadoria. Carl era um ardoroso tenista, dotado de boa forma física. Mas estava diante de uma aposentadoria compulsória aos 60 anos. Aceitava-a com dignidade mas também sentia muita raiva e ressentimento de seus empregadores. Não manifestava tais sentimentos, mas os mesmos refletiam-se em seus sonhos. Durante vários meses depois de estar aposentado tinha um sonho que se repetia e no qual era alguém necessário. Outros sonhos tinham um conteúdo de muita tristeza e anseios. Certa manhã teve um colapso e foi levado às pressas para o hospital onde sua vida foi salva por um tratamento imediato à base de desfibrilador.

A história de Paul William "Bear" Bryant, o "treinador de mais vitórias" do rúgbi universitário, terminou de modo menos feliz. Pouco tempo depois de sua aposentadoria, morreu de repente e inesperadamente de um ataque cardíaco maciço. Dizia-se à época que havia morrido de mágoa. O esporte era a vida que amava e quando a abandonou sofreu um corte de importância vital.

Quando a morte é causada por uma fibrilação ventricular, temos toda razão de descrevê-la como reação de pânico. Mas uma parada cardíaca pode acontecer sem fibrilação ventricular talvez porque as pessoas nesse caso consigam aceitar calmamente sua morte. Engel descreve um caso citado na revista *Life*, no qual não houve indícios de pânico. O homem citado no artigo estava na casa dos setenta anos. Independente e solteiro, tinha feito todos os preparativos para a ocasião de sua morte e funeral, chegando ao ponto de supervisionar o local correto onde deveria ser enterrado. Parecia a todos que o conheciam que estava muito bem. Uma semana depois de um exame médico que constatou seu bom estado de saúde, reuniu todos os membros de sua família e apesar dos protestos distribuiu todos os seus bens, dizendõ: "Não preciso mais de coisa alguma". Engels relata que "depois de doado o último bem, caiu morto diante dos estupefatos parentes."[12]

Quando a morte vem naturalmente, ao final de uma vida plena, a pessoa vai dormir sossegada e nunca mais acorda. Essas mortes são comuns no reino animal e raramente ocorrem em pessoas civilizadas para quem existe, no mais das vezes, uma poderosa luta entre o desejo de morrer e a vontade de viver. Os povos primitivos, por sua vez, sabem melhor como se deixar morrer sem lutas ou conflitos, especialmente no caso das assim chamadas mortes por vudu. Vários pesquisadores estão estudando esse fenômeno.[13] As mortes vudu parecem ocorrer nas tribos da América do Sul, da África, da Austrália, da Nova Zelândia, do Haiti e nas ilhas do Pacífico. Como observou certo investigador, "vi uma velha lançar uma maldição num homem: 'você vai morrer antes do pôr-do-sol' foi o que ela disse. E assim se deu. Na autópsia, não se pôde encontrar causa física para essa morte."[14]

Quando um primitivo é amaldiçoado com uma praga, assume-se que tenha sido possuído por maus espíritos e passa a ser hostilizado pela comunidade. Na realidade, todas as ligações com a comunidade, inclusive com os membros da família, são cortadas. Sem elas, essa pessoa é uma não-entidade, sem direito à vida. Pode ser que não escolha morrer mas não lhe resta alternativa. Sem ligações vitais, a vida não pode prosseguir. Sem amor, o coração pára.

Na qualidade de pessoas civilizadas, podemos nos considerar menos vulneráveis a tais crenças mas, na realidade, estas apenas assumem formas diferentes, como vimos neste capítulo. George Engel sentiu-se amaldiçoado pelas mortes do pai e do irmão. Benjamim sentiu-se amaldiçoado pela perspectiva da aposentadoria. J. J. Mathis relata o caso de um homem de 53 anos que morreu de repente de um ataque agudo de asma uma hora depois de ter desafiado a previsão de sua mãe sobre "funestas conseqüências" que lhe sucederiam caso insistisse em agir contrariando seus desejos.[15]

As crianças são particularmente vulneráveis às maldições impostas por alguém a quem considerem poderoso. Se a mãe diz a seu filho: "Ninguém jamais te amará: você é impossível", o mais provável é que ele acredite. Quando crescer e seu ego e mente racional assumirem o controle de seu comportamento, ele poderá se considerar digno de amor apesar da maldição da mãe, mas no fundo de seu coração ficará em dúvida se ela não estaria com a razão. Além do mais, uma vez que sente ser preciso conquistar amor por meio de esforços pessoais, sempre experimentará um certo nível de isolamento.

Nada é mais assustador para uma criança do que a sensação de estar perdida e sozinha no mundo. Esse medo pode ser menor nos adultos mas nunca desaparece por completo. Nenhum animal sente sua solidão exatamente dessa forma porque se sabe parte de uma ordem mais abrangente da natureza. O medo do homem vem de sua consciência de si como indivíduo e do fato de ser a mais desamparada e dependente das criaturas quando nasce. Um extenso período de amor maternal é o elemento vital à sobrevivência humana. Conforme veremos no próximo capítulo, a perda desse amor é tão profunda, poderosa e ameaçadora que aqueles que passam por ela sentem desejo de morrer.

Capítulo 9
A VONTADE DE VIVER
E O DESEJO DE MORRER

O comportamento autodestrutivo é um dos fenômenos mais difíceis de se compreender. É relativamente raro nos animais e bastante comum nos seres humanos. As pessoas que bebem, usam drogas, fumam ou comem em excesso sabem, até certo ponto, que sua conduta é prejudicial. Conheci uma pessoa que descrevia cada cigarro que fumava com a expressão *prego do caixão* mas que não conseguia controlar seu hábito. Acabou morrendo de câncer. A idéia de que desejasse morrer não pode ser descartada mas não é a história toda. Também funciona nessas pessoas muitas vezes em nível inconsciente, a raiva suprimida. O suicídio é o melhor exemplo disto. A maioria dos psicólogos reconhece que o impulso de se matar tem, como eixo fundamental, o desejo de matar outra pessoa, um dos genitores, ou um antigo amor. A supressão desse desejo mediante a intervenção da culpa transforma o impulso assassino num movimento contra a própria pessoa.

Uma vez que raiva e hostilidade suprimidas são características do comportamento tipo A, não deveria nos surpreender que as pessoas tipo A apresentassem acentuadas tendências autodestrutivas. Friedman descreve dois executivos bem-sucedidos que não puderam preencher seus formulários de imposto de renda corretamente, algo que lhes custou a carreira.[1] Será que esses homens, afora isso saudáveis e aparentemente normais, estavam querendo ser apanhados?

Será que o homem tipo A que sofre um ataque cardíaco quer ficar doente? É surpreendente, mas há quem admita tais sentimentos. Friedman colheu dados de que os homens em sua pesquisa, vítimas de infarto, não só esperavam ter um ataque como ansiavam por tê-lo. "É uma coisa tão boa ficar deitado o tempo todo, sem responsabilidade alguma, com aquelas lindas enfermeiras para tomar conta de mim", disse um paciente. Outro comentou: "Agora posso me aposentar daquela empresa e começar a viver como um verdadeiro ser humano. Sabe de uma coisa? Queria que isso acontecesse e não me importava se eu ia ou não viver."

Para algumas pessoas, um ataque do coração pode parecer a única saída para escapar aos estresses e tensões de uma existência oprimida. Depois, há quem introduza em sua vida as atitudes diferentes que poderiam ter prevenido o incidente. Haveria nestas pessoas a necessidade de sofrer, talvez decorrente de uma sensação profunda de culpa, para que — somente depois de terem pago um preço — pudessem ser livres para efetuar mudanças positivas em suas vidas? Não há dúvida de que a tendência autodestrutiva pode apoderar-se da personalidade a tal ponto que a pessoa se sinta literalmente presa e incapaz de lidar com sua vida. Uma vez que as forças que motivam essa conduta são internas e em grande parte inconscientes, resistem à vontade consciente. Mas enquanto não forem compreendidas e não tiverem suas origens explicitadas, tornam impotente a vontade consciente.

Os psiquiatras sabem que a enfermidade traz, muitas vezes, ganhos secundários para o paciente. A pessoa doente recebe um montante de atenção e interesse que jamais sentiu antes, sendo cuidada como um bebê isento de todas as responsabilidades. Algumas enfermidades podem ser consideradas uma regressão emocional inconsciente, uma tentativa de conseguir aquela espécie de amor que, quando bebê, não recebeu. Na verdade, porém, a pessoa doente não é amada incondicionalmente, pois recebe uma atenção extra por causa de sua doença e quem a está atendendo sente inevitavelmente alguma dose de ressentimento pelo encargo que a doença representa para a saúde. (Não falo de médicos e enfermeiras que aceitam esse peso como parte de uma escolha particular de profissão, mas sim dos familiares que estão também lutando para ficar livres.) Se o preço desse carinho extra for uma doença, é um preço demasiadamente alto. Além disso, o ataque do coração representa uma ameaça imediata à vida sem garantias de sobrevivência, de modo que não se trata apenas de uma questão de desejar adoecer para conseguir mais atenção mas, inclusive, de uma vontade de morrer.

É comum as pessoas expressarem o desejo de morrer; algumas

atuam em função dele. Os que alimentam idéias suicidas têm um desejo consciente de morrer, que na realidade atribuem à dor e à desesperança de suas vidas. O pensamento ou fantasia de suicídio representa a sensação de "não poder mais suportar isso". Mas o suicídio também tem outro significado. Na maioria dos casos, quando a pessoa não agüenta mais uma situação, tenta modificá-la. Todavia, a pessoa suicida acredita que a mudança é impossível porque o que deseja mudar é o comportamento dos outros em relação a ela. Quer uma aceitação e um amor incondicionais, que quando criança não recebeu dos pais e sente que precisa ter. Quando esses presentes não lhe são dados, sente-se privada, carente, cheia de ira, ira que é ainda mais incentivada pela sensação de que os outros esperam dela certas coisas que ela não é capaz de satisfazer. Ao mesmo tempo, alimenta uma grande sensação de culpa por sua raiva. Sentindo-se inadequada e incapaz de ser amada, dirige contra si mesma essa raiva. Ao se destruir, está também tentando magoar os outros. Está convencida de que irão sofrer e isso às vezes até acontece.

Uma mulher divorciada de quarenta e poucos anos que tinha dois filhos estava envolvida num relacionamento amoroso com um homem que disse que não poderia desposá-la enquanto a mãe dele estivesse viva. A mulher acreditava nele, embora seus amigos se esforçassem para fazê-la ver que só se tratava de uma desculpa. O relacionamento durou alguns anos e finalmente a mãe morreu. Mas quando ela pressionou o namorado a casar-se, ele rompeu o relacionamento. Ela então tentou matar-se duas vezes para fazê-lo sentir-se culpado. Quando essas tentativas não deram o resultado desejado, ela tentou uma terceira vez e conseguiu.

O comportamento autodestrutivo elevado à enésima potência, decorre sem dúvida de uma raiva negada. Suprimir a raiva é como encostar uma faca contra o próprio peito. Mas o que sustenta a raiva suprimida? Em outras palavras, qual é a base para um comportamento autodestrutivo? Se respondermos que é o medo, devemos perguntar: medo do quê, medo de quem? A pessoa que suprime sua raiva não está consciente de que é o medo que a motiva. Na maioria dos casos, o medo também está suprimido e a pessoa não tem clara lembrança das primeiras situações em que se sentiu tanto com raiva quanto com medo, principalmente com medo de que pudesse ser punida por ter raiva. Antes de poder recordar-se e reviver alguns destes sentimentos, não poderemos entender como uma pessoa é manipulada por seu comportamento autodestrutivo. Esse processo geralmente acontece no programa analítico, cujo objetivo primário é ajudar o indivíduo a compreender seu comportamento e modificá-lo.

Como já o havia reconhecido Freud desde cedo, a terapia analítica é caracterizada pela resistência e pela transferência. A resistência se refere a um bloqueio inconsciente imposto aos esforços do terapeuta para ajudar o paciente, que deve entrar em contato com as primeiras etapas de sua vida, apesar de este ter consciência de que sua recuperação depende das introvisões (*insights*) que tiver sobre as ligações que existem entre seu presente e seu passado. A transferência diz respeito ao comportamento do paciente frente a frente com o terapeuta. Uma vez que está em posição subalterna e precisa de ajuda, vê o terapeuta como pai substituto para quem transfere ou projeta os sentimentos conflitantes que nutre pelo pai ou mãe verdadeiros. Ao mesmo tempo, espera que o terapeuta cuide dele como o fariam o pai ou mãe dedicados, e considera mau o terapeuta que se aproveita de suas fraquezas em benefício próprio. Na maioria dos casos, o paciente oculta sua desconfiança e os sentimentos negativos a respeito do terapeuta, temendo que, expressando-os, o terapeuta fique zangado e se recuse a ajudá-lo. Uma vez que impede o processo terapêutico, a retenção de sentimentos negativos é uma outra forma de resistência.

Como resultado da transferência, o paciente recria no relacionamento analítico a mesma situação que produziu sua neurose. Esse processo permite que o analista ou terapeuta tenham chance de entender como foi o surgimento original da neurose. Teoricamente, a análise da transferência deveria libertar o paciente da fixação na situação original. Mas isso acontece apenas em raros casos porque o paciente resiste, em nível inconsciente, a revelar todos os pensamentos e sentimentos e, dessa forma, fica difícil completar a análise da transferência. O paciente fica preso na armadilha da transferência e o terapeuta, igualmente preso em sua contratransferência (em outras palavras, em sua necessidade de ajudar). O fracasso analítico ou terapêutico é, por isso, muito comum. O paciente continua a repetir seu comportamento neurótico apesar de sua natureza autodestrutiva flagrante. Depois de constatar esse comportamento repetidas vezes, Freud chamou-o de compulsão à repetição — ou seja, a compulsão que os pacientes têm para reeditarem o mesmo cenário traumático e decepcionante várias vezes ao longo de suas vidas.

Confrontado pelos fenômenos da resistência, da transferência e da compulsão à repetição, Freud postulou a existência de um instinto de morte, chamado Tanatos, com a finalidade de explicar o comportamento autodestrutivo. Para contrabalançar os efeitos autodestrutivos do instinto de morte, Freud invocou a idéia de um instinto de vida chamado Eros. Na pessoa saudável, segundo sua conceituação, Eros afasta o instinto de morte voltado para o pessoa, dirigindo-o para o mundo na forma de raiva ou agressão. Mas, se o instinto de vida não for forte o suficiente para realizar essa manobra, e se a personalidade se vir dominada pelo instinto de morte, a raiva então se volta para dentro, investindo contra a própria pessoa e criando um estado que Freud denominou masoquismo.

Muitos analistas aceitaram essas idéias mas eu, entre outros, não pude jamais me conformar com esse conceito de instinto de morte. A palavra *instinto* sempre esteve associada, em minha mente, à vida. Não podemos, por outro lado, negar que algumas pessoas se dirigem para a morte. Em seu caso, parece que as forças da vida não são muito fortes para impedir o comportamento autodestrutivo. Isto porém não significa que esse comportamento seja natural ou instintivo. Devemos analisar em maior profundidade a personalidade e com mais minúcia os eventos do início da vida para entendermos como se desenvolvem essas forças autodestrutivas.

"Se eu respirar, morro", disse um certo paciente. Sem dúvida que respirar não é algo autodestrutivo. Muito pelo contrário, segurar o ar é que contraria a vida. Como é que pode então alguém associar respiração e morte?

A resposta a esta pergunta contém a chave para o entendimento da resistência e, por conseguinte, da tendência ao comportamento autodestrutivo. Quanto mais profunda e completamente a pessoa respirar, mais viva se sentirá. Quanto mais viva estiver, mais sensações e sentimentos terá. Mas quando estes foram tão dolorosos que cheguem a ser insuportáveis, ela fará o que for possível para não entrar em contato com eles, quer dizer, para resistir e negar que tenha tais vivências; sua respiração ficará superficial como medida para não senti-las.

É a mesma pessoa cujo caso relatei antes. Sua mãe deixava-a chorando tanto tempo quando bebê que, certa vez, vomitou e quase morreu engasgada. Essa experiência deixou uma impressão indelével no jovem organismo: querer amar desesperadamente é arriscar-se a uma morte dolorosa. Um único incidente traumático pode não prejudicar seriamente a criança mas, neste como na maioria dos casos, pode representar um padrão no relacionamento entre o genitor e a criança. O aspecto mais espantoso dessa história é que minha paciente a ouviu da própria mãe, que a relatou com orgulho. Ela não se havia dado à criança. Via o incidente como uma luta de poder com a filha, que ela havia ganho. Por isso, a menina tinha perdido — não a luta pelo poder, pois é impossível conceber que um bebê de dois meses tenha qualquer idéia de poder, mas a fé que tinha na mãe. Embora as duas dessem a impressão de se dar bem depois disso, sua relação não era mais de coração a coração. Por isso, a paciente sofreu de depressão uma grande parte de sua vida como adulta.

Tinha de se forçar ao desempenho das atividades diárias e dizia que se parasse de se forçar ficava simplesmente largada, deitada o dia todo, e não se levantaria mais. Essa sensação reflete a luta da pessoa para sobreviver apesar da dor excruciante da perda do amor. Uma vez que a vida não tem sentido sem amor, a sobrevivência requer um enorme esforço de vontade para superar o desejo de desistir e morrer.

Muitas pessoas que sofreram a perda do amor combatem seu *desejo de morrer* não desistindo, prosseguindo na luta para conseguir amor através de uma atitude de vencedor, ou de serviçal, e tentando satisfazer as expectativas de terceiros. *Precisam* vencer; *irão* vencer. Ficam com o queixo duro de determinação férrea de não fracassar pois o fracasso significa morrer. Em vez disso, mobilizam a *vontade consciente de viver*. A vontade declara: "Não vou cair, continuarei tentando, não precisarei jamais de você." Acostumada a suprimir sentimentos e sensações, a vontade é a fonte da resistência à terapia e um dos principais obstáculos à saúde.

Até que ponto é comum o desejo de morrer? Já ouvi muitos pacientes expressarem-no e aprendi a levá-lo a sério depois que um paciente se suicidou. Não considero como suicida em potencial todo paciente que profere tais palavras, mas toda vez que as ouço fico alerta para a profundidade e para a quantidade de dor que existem naquela personalidade. Também sei que a pessoa não quer morrer, mas que tem o desejo de viver. Os dois desejos, de viver e morrer, podem coexistir porque vêm de camadas diferentes da personalidade. Ao avaliar a possibilidade de um suicídio é necessário pesar a força relativa destes sentimentos.

Não creio que teria sabido o quão difundido é o desejo de morrer enquanto eu mesmo não o senti. Há alguns anos, enquanto nadava lenta e gostosamente numa piscina, cruzou minha mente a idéia de que, tendo a cabeça dentro dágua, eu não queria mais levantá-la. Erguê-la iria exigir um esforço e eu estava cansado de me esforçar. Como seria bom só ficar ali, deitado na água, sem fazer coisa alguma! Seria como retornar ao útero. Mas eu sabia que se não a tirasse da água para respirar acabaria morrendo. Essa idéia não era especialmente assustadora mas eu sentia que desejava viver. Levantei a cabeça, respirei e continuei a nadar mas a experiência me deixou ciente do quanto lutava pela vida dentro de mim.

Quando trabalho com meus pacientes, vejo que para todos eles a vida é uma luta, árdua para alguns, com pouco espaço para um prazer e uma alegria verdadeiros, que porém não são exclusivos. Para quase todos nós, a vida tem essa qualidade, de modo que muitos estamos profundamente cansados da interminável luta pela vida. Mas, para podermos resgatar a sensação de prazer na vida, devemos desistir dessa luta. Para os adultos a guerra acabou. Perdemos e não podemos mais obter o amor incondicional de nossos pais que necessitamos tão desesperadamente quando crianças. Desperdiçamos o tempo todo nossa energia lutando por isso. Aceitar essa perda é doloroso e implica admitir o fracasso contra o qual o ego luta, mas essa aceitação nos liberta do envolvimento com o passado. Só aceitando o passado é que estamos livres para ir adiante em direção de um futuro mais gratificante.[2] Como prova disso, assinalo aos meus pacientes que os dois países que perderam a Segunda Guerra Mundial são hoje as duas nações mais bem-sucedidas na Terra.

No nível inconsciente, profundo, o paciente tem medo de desistir ou render-se, pois então resta o morrer. Tendo sobrevivido pelo uso da vontade, perder a vontade e entregar-se a seus sentimentos e sensações pode culminar em morte. Claro que esse não é o final mais provável porque a maioria deseja mesmo é viver. Quando se consegue fazer com que a pessoa sinta o desejo de viver, diminui ou cessa o comportamento autodestrutivo.

A terapia almeja ajudar a pessoa a entrar em contato direto com sua força de vida de modo que possa abastecer-se dela para sua própria satisfação. Para poder fazer esse contato, porém, deve cavar mais embaixo das duas primeiras camadas de sua personalidade, a saber, a vontade de viver e o desejo de morrer. A Figura 13 ilustra essas camadas: a vontade de viver recebe energia da força de vida que usa a energia destinada ao prazer enviando-a ao objetivo de sobreviver.

O primeiro passo que o paciente deve dar é tomar consciência de que o conflito é entre sua vontade de viver e seu desejo de morrer. Essa consciência pode ser às vezes obtida por meio de um exercício bioenergético. Nesse exercício em especial, a pessoa se deita sobre o banco bioenergético e expira tão profundamente quanto puder. Ao final da expiração, recebe a instrução de não inspirar. O modo como o paciente lida com essa situação esclarece em boa parte como é sua personalidade. Quando precisa respirar logo depois de uma expiração relativamente curta, é evidente a presença de pânico. Muitos pacientes sentem esse pânico que explicam dizendo: "Preciso de ar", ou "Sinto que não respirando vou morrer". Mas é impossível morrer de um esforço deliberado para não respirar. Quando se tornar aguda a necessidade de ar, o corpo assume o comando e respira mesmo contra qualquer restrição consciente a isso.

Sabemos que é possível segurar o fôlego por longos períodos de tempo. Quem quer que já tenha nadado embaixo dágua sem tubo de oxigênio sabe que pode reter o ar por alguns minutos. Creio que o recorde é de 10 minutos, para alguém que fique imóvel embaixo dágua. Mas segurar o fôlego não é o que nossos exercícios ensinam.

Fig. 13. A vontade de viver e o desejo de morrer.

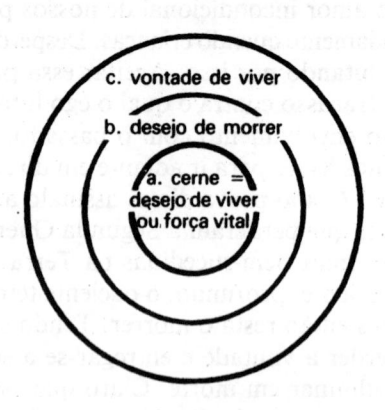

a. a palavra cerne vem do latim *cor*, que significa coração. Os termos francês — *coeur* — e espanhol — *corazón* — refletem essa identidade. O coração é o que está no cerne da vida. Sentir o coração vincula a pessoa poderosamente a seu desejo de viver.
b. o desejo de morrer é a camada que contém a dor, a tristeza e o desespero pela perda do amor. É a camada em que o coração está partido.
c. A vontade de viver é a técnica de sobrevivência do ego. Baseando-se na construção de defesas contra a dor, a tristeza e o desespero, bloqueia o desejo do coração de ir em busca do amor.

Os nadadores subaquáticos contêm o ar depois de uma *inspiração* profunda. No exercício acima, o ar é retido fora do peito, após uma *expiração* profunda. Uma vez que o corpo normalmente tem um suprimento extra de oxigênio no sangue e nos pulmões de dois a três minutos, o pânico que o paciente sente não é resultado da falta de ar ou de oxigênio, mas sim de uma impossibilidade de respirar livremente em virtude de uma tensão crônica no peito. O pânico está associado a uma sensação de insegurança e ao medo do abandono, que acordam o espectro da morte.

Outras pessoas parecem segurar o fôlego por um tempo extraordinariamente longo durante a realização desse exercício. Em seu caso, tem-se a impressão de que o desejo latente de morrer é muito forte, chegando quase ao ponto de aceitar a morte, uma vez que respirar é uma expressão do desejo de viver. Quando a vontade de viver é imobilizada por este exercício, o desejo de morrer se torna mais evidente. A vontade de viver pode ser melhor entendida em sua forma negativa: "Não vou morrer". Enquanto estiver no comando, a respiração da pessoa é razoavelmente regular mas superficial; a vontade sustenta a respiração num nível em que os sentimentos mais profundos, como o desespero, não são atingidos. Ao fazermos com que a pessoa respire profundamente, em particular na expiração, a função defensiva da vontade é posta de lado, dando à pessoa condição de se aproximar da sensação de desespero e do desejo de morrer. Isto explica o pânico dos pertencentes ao primeiro grupo, aqueles que têm medo de deixar sair todo o ar. Também eles têm desejo de morrer, o que muito os assusta, mas este é combatido por uma vigorosa vontade de viver. No segundo grupo, a vontade de viver é mais fraca.

Existe um grupo intermediário de indivíduos cuja vontade não é mobilizada com intensidade porque o desejo de morrer é fraco ou ausente. Este grupo pode expirar todo o ar e manter-se de pulmões vazios o tempo necessário para desencadear um poderoso reflexo de sufocação. Essa é uma ação espontânea, que afirma a vida, idêntica em todos os sentido ao primeiro grito ou choro de um recém-nascido. A intensidade com que o ar é succionado para dentro do corpo é uma medida da força do desejo de viver. Nesse reflexo, a garganta se abre ao máximo para receber tanto ar quanto possível, o que equivale a uma plena abertura à vida. Após a pessoa ter esse engasgo, respira com mais soltura e profundidade e, muitas vezes, rompe num choro doce e profundo. Esse choro é uma mostra de alívio: não é preciso resistir à vida por causa do medo da morte nem de um receio de ter sentimentos e sensações.

O desejo de viver é o lado psicológico do instinto biológico de autopreservação, que opera no cerne mesmo da personalidade e se manifesta em todas as funções corporais de manutenção da vida: batimentos cardíacos, ondas peristálticas dos intestinos, expansão e contração da respiração, afora a miríade de atividades nos diferentes órgãos, tecidos e células. A respiração é a mais visível dessas funções e pode, por isso, servir como indicação da força da energia de vida. A profundidade da respiração mostra a força do desejo de viver. A onda inspiratória se estende para baixo até o abdômen, atingindo o soalho pélvico? A respiração se mostra uma atividade corporal total ou está limitada a um segmento, peito ou diafragma? O oposto da respiração profunda é a respiração rasa, restrita, forçada. Não é uma questão de quanto ar a pessoa consiga inspirar com esforço, mas de quanto ar entra sem esforço. Uma vez que a *inspiração* é sugar ar, também estaremos avaliando a força do impulso de sucção. As experiências infantis que porventura tenham enfraquecido a força deste impulso também terão reduzido a força do desejo de viver. Qualquer exercício como o acima descrito, capaz de mobilizar e fortalecer esse impulso, intensificará a energia da pessoa e seu desejo de viver. Se pudermos desencadear o choro, este diminuirá o estresse imposto ao coração e estimulará em muito a respiração, na medida em que reduz a tensão e a rigidez muscular que prejudicam as atividades corporais promotoras da vida.

As pessoas caracterizadas por uma poderosa vontade de viver podem ser chamadas de sobreviventes, termo que se aplica a muitas delas, em nossa cultura. Seus corpos são marcados por queixos duros e uma postura rígida geral. Apesar de sua habilidade aparente para sobreviver, permanecem no nível da dor e do desespero associados à perda original do amor por elas sofrida, o que primeiro criou seu desejo de morrer. Este é constantemente reforçado pela ausência de satisfação (amor), que anda lado a lado com a preocupação da pessoa em sobreviver. Vivendo sempre num estado de emergência, conquanto inconsciente, ela está o tempo todo posicionada para lutar ou fugir, mas não faz nem uma coisa nem outra. Sua rigidez permite-lhe manter-se e sobreviver mas não consegue ter satisfação. E, diante da enorme tensão assim imposta a seu corpo, manter-se dessa forma é algo que não pode ser indefinidamente assegurado e, por conseguinte, a própria sobrevivência fica ameaçada. Neste ponto, pode entrar em pânico (ou, em outras palavras, sentir que deseja morrer), experimentando então um ataque do coração.

Para se evitar esse desfecho, a pessoa deve abrir mão de sua vontade e experienciar completamente sua dor, seu desespero, e o desejo de morrer para que possa passar pelo luto do amor perdido e lamentar todos os anos que desperdiçou lutando. Essa rendição lhe permite entrar em contato com sua força vital em seu próprio cerne: o impulso de respirar e o desejo de viver. O amor é o coração da vida e o coração é a fonte do amor. É preciso que a pessoa vá até mais fundo de si mesma para encontrar o amor que é o sentido e a satisfação da vida.

Um bom exemplo deste processo pode ser visto no seguinte relato de uma sessão terapêutica num seminário de treinamento com um jovem psicólogo clínico, que tinha vindo estudar análise bioenergética. No intervalo para almoço, ele decidiu experimentar o banco bioenergético. Enquanto ficava ali deitado, aconteceu de eu passar e olhar para seu rosto que expressava o desejo da morte. Comentei isso com ele e, depois do almoço, apresentou-se como voluntário para trabalhar comigo. De pé, de frente para o grupo, disse: "Fiquei surpreso com sua observação. Ultimamente venho me preocupando com a morte. Minha esposa se suicidou há três meses." Mas a expressão de seu rosto tinha uma qualidade crônica. Além disso, seu queixo duro traía uma forte vontade de viver, para contrapor-se ao desejo de morrer.

Sugeri que tentasse o exercício descrito acima. Estava disposto.

Geralmente são necessárias várias tentativas para ficar de pulmões vazios, antes que a pessoa tenha a coragem de ficar sem ar tempo suficiente para mobilizar o reflexo de um engasgo poderoso. Foi o que aconteceu com aquele rapaz. Depois a garganta se abriu e o engasgo aconteceu. Ele começou a chorar sentido e dizia: "Eu quero viver, eu quero viver".

Após o exercício, perguntei-lhe se alguma vez a morte lhe teria sido próxima. "Sim", respondeu. "quase morri quando era bebê. Aliás, os médicos não esperavam que eu vivesse. Eu não comia e perdia peso continuamente."

Perguntei-lhe o que tinha acontecido com ele naquela época. "Minha mãe me desmamou."

O queixo imóvel daquele paciente expressava sua determinação de não ir em busca do seio materno com a boca porque a frustração seria por demais dolorosa. Ao mesmo tempo, expressava sua determinação de sobreviver sem o amor que queria. Como não se abria e nem ia em busca de amor, conseguia evitar a dor da rejeição. Porém, viver no nível da sobrevivência mantinha-o envolvido numa luta de vida e morte, que seu rosto denunciava.

Propus-lhe que tentasse descarregar a dor do passado que alimentava seu desejo de morrer, indo agora em busca de sua mãe o que então desencadearia a dor daquele trauma precoce. Por não ser mais uma criança, poderia aceitar a dor ao invés de combatê-la. Deitado no sofá, estendeu os lábios adiante e os braços também, chamando pela mãe. Apliquei uma pressão firme e prolongada nos músculos tensos de seu queixo. Foi quando começou a chorar com tanta dor, gritando de uma forma tão agoniada, que todos os que estávamos na sala pudemos sentir o quanto o coração daquele bebê estava despedaçado (presente mesmo já sendo adulto), por causa da perda de seu mundo, o seio da mãe, que representava alegria e satisfação. Psicologicamente, o bebê não desejava morrer, mas a dor da perda era tão grande que a garganta do bebê se contraíra a ponto de ser quase impossível comer.

Quando o exercício terminou, o paciente disse que se sentia muito mais livre do que antes. Sabia da história de sua doença mas nunca a havia relacionado à perda do seio. Sem dúvida sua mãe e os médicos também não pensaram nisso. Por conseguinte, o bebê tinha sido deixado numa situação de absoluta desproteção e desespero, que o choro não parecia remediar. Depois de chorar naquela hora, e de entender a perda sofrida, a expressão de morte e dor sumiu de seu rosto.

Nem todo caso é tão dramático quanto este. Para muitos, não é fácil ir além da vontade de viver e sentir o desejo de morrer. É comum que digam algo como: "Quero morrer". Mas o medo da morte é poderoso demais para permitir esse confronto. Com certos pacientes às vezes é preciso um trabalho de meses antes que reúnam a coragem de passar por essa experiência. Podemos garantir ao paciente que não morrerá em decorrência desse embate; quando pequeno e desamparado já havia sobrevivido à experiência real e agora, adulto, também pode contar com o apoio do terapeuta.

Quando a pessoa morre, sua morte pode ser entendida como uma expressão do desejo biológico de morrer. No nível psicológico, talvez ainda sinta vontade de viver, o que representa a posição do ego ou da mente consciente, e não necessariamente o desejo do corpo. Assim, pode-se dizer que quando a pessoa falece por causas naturais, morreu depois de ter vivido tanto quanto *desejou*. A vontade de viver só é eficiente na medida em que é energizada pela força vital do organismo. A brusca perda dessa força vital por exaustão ou estresse enfraquece a vontade de viver.

Várias pesquisas têm constatado que é comum aparecer um câncer em pessoas mais velhas após a perda de um ente querido. Assume-se, justificadamente, que o estresse da perda produz a enfermidade. Muitos pesquisadores, no entanto, admitem que essa perda numa etapa final de vida repete um trauma semelhante da infância, ou seja, a perda do amor da mãe ou do pai. Essa perda ativa a dor da primeira, aumentando o desejo de morrer. Em muitos casos, o desejo de morrer é consciente pois, com o avançar da idade, existe uma sensação de ausência de esperança de encontrar um novo amor. Sem amor, ou esperança de amar, não se pode sequer sobreviver.

Começamos este capítulo com uma discussão acerca do comportamento autodestrutivo de pacientes cardíacos. A forma mais comum é o comportamento da pessoa tipo A, movida pela compulsão de vencer na vida e assim mostrar-se digna de amor. A intensidade desse motivo revela sua qualidade desesperada. Um certo paciente expressou-se da seguinte maneira a respeito: "A vida é uma luta. Se eu desistir da luta estarei desistindo de viver. Não sei viver para mim. Estou às voltas com o sustento de minha família, com o futuro casamento de meus filhos, com o trabalho, etc. Minha vida toda tem sido um esforço contínuo para justificar minha existência porque não esperavam que eu fosse estar aqui. Minha mãe não queria outro filho mas, se fosse para ter outra criança, seria uma menina. Quando nasci, ela disse: 'Levem embora. Não é meu.'" Impossível saber por que sua mãe lhe teria contado esses acontecimentos, que para ele eram um peso terrível.

É possível que muitos leitores conheçam o livro de Norman Cousins a respeito de sua primeira enfermidade séria, *The Anatomy of an Illness.* Essa doença foi um problema de colágeno que apareceu de repente e quase foi fatal. Cousins atribui sua cura a um regime de risadas e vitamina C, em altas doses. Seu relato sobre os eventos imediatamente anteriores ao início da doença revela que tinha passado por um grau extremo de fadiga após um período de estresse. Mas ele não podia aceitar a exaustão porque sua vontade determinava que continuasse em frente. Aparecem as enfermidades quando a pessoa se força além do ponto máximo. Infelizmente, o paciente nem sempre reconhece esse ponto senão depois de tê-lo ultrapassado. O perigo não é o estado de exaustão em si mas a crença, consciente ou inconsciente, de que ceder ao cansaço é um sinal de fraqueza, de que é inaceitável dizer "não posso".

A verdade é o oposto disso. Ceder ao próprio cansaço deixa à pessoa espaço para convalescer, para renovar suas energias e recuperar o humor. Ceder à própria tristeza abre e descarrega a profunda dor de mágoa, o coração partido. A dor reside no corpo: no queixo duro, na garganta apertada, no peito congestionado e duro, no abdômen chupado para dentro da pessoa que suprime seu anseio amoroso e seu desejo de viver.

Depois de ter trancafiado o anseio amoroso, a pessoa não sente mais a dor. Por estar fechado, o indivíduo só pode sentir uma profunda sensação de ausência de esperança que alimenta o desejo de morrer. Por outro lado, mover-se em busca de amor, faz com que a dor reavive. Não há dor na morte, algo que para tantas pessoas funciona como atrativo. Também não há dor na vida, quando a pessoa está plenamente viva. Nessa condição, o fluxo de sensações e sentimentos é livre e irrestrito. A dor existe quando a vida quer vir, quando o fluxo de energia e sensações penetra em regiões tensas e mortas do corpo.

O medo dessa dor explica por que os ataques do coração costumam ocorrer quando a pessoa vulnerável sente o desejo de amar e está prestes a executar um movimento positivo para sair da armadilha da falta de amorosidade. É doloroso tomar consciência do quão vazia e insatisfatória a vida tem sido e pode ainda ser. Se essa tomada de consciência provocar um choro em vez de mais tentativas de supressão, a dor diminui imediatamente e é levada embora.

Evocar a dor serve a outro propósito, quer dizer, provocar a raiva suprimida para que possa ser externalizada. Uma vez que a raiva contida está, em quase todos os casos, relacionada aos traumas do início da infância, não pode ser expressa contra os próprios pais em fases posteriores da vida. Quando suprimida, pode emergir como ira diante da menor frustração. Infelizmente, tais explosões, como já vimos, não descarregam a raiva e isso representa uma ameaça para o coração. Explodir contra os próprios filhos, prática bastante comum, é uma "atuação" que não propicia o alívio necessário. Em vez disso, a ira deve ser expressa num local apropriado onde se evite algum dano. Os pacientes em terapia podem descarregar sua raiva contida socando um divã em casa, ou no consultório do terapeuta. Esse exercício reduz a tensão dos músculos das costas, ombros, ao mesmo tempo em que descarrega o peito e permite que a pessoa respire mais profunda e completamente. Externalizar a raiva desta forma diminui em grande medida o comportamento autodestrutivo que, em última instância, deriva da raiva que se volta contra a própria pessoa.

Sugeri que o desejo de morrer está vinculado a doenças importantes como câncer e cardiopatias. Por que, então, uma pessoa morre de câncer enquanto outra sucumbe a um ataque cardíaco fatal? O câncer implica numa morte lenta, causada por uma gradual erosão do desejo de viver. É estranho, mas a vontade de viver permanece relativamente forte nos pacientes de câncer até o fim. Enquanto o corpo está morrendo, o ego continua afirmando sua vontade de viver, algo que vai se tornando cada vez menos significativo conforme a doença avança. Na realidade, o paciente de câncer não desiste da luta neurótica enquanto a morte não a interrompe. Isto por acaso não seria também verdadeiro para vítimas de ataques cardíacos? Sim e não. A vítima de um ataque cardíaco tem mais consciência de sua luta, e do desejo de desistir. Se não conseguir soltar-se por meio de um ato deliberado, fará qualquer coisa de caráter destrutivo para se livrar de sua armadilha, como os dois executivos que Friedman citou, pessoas que perderam suas posições por deixarem de preencher os formulários de imposto de renda. Sem dúvida é melhor perder o emprego que a vida. Em certos casos, o próprio ataque do coração é uma forma de esquivar-se a pressões intoleráveis. Não se pode porém alegar que a pessoa tenha se proporcionado um ataque; pode tê-lo convidado mas, nesse caso, de má vontade.

A vítima de um ataque cardíaco está em meio a um conflito: quer sair mas tem medo disso. Para sair, precisa abrir-se, o que traz à tona a dor do coração partido e o medo do abandono. Sua morte, caso ocorra por causa de um ataque, não é resultante de resignação emocional mas, sim, de medo. Simbolicamente, o ataque do coração é como a reação de pânico que ocorre quando um impulso para fugir, ou soltar-se, para ir em busca do amor, e para se abrir torna-se forte o suficiente para desafiar a aparente segurança do *status quo*. Nem o impulso, nem o pânico, são conscientes. Se o fossem, o problema seria transferido para o nível consciente, onde seria elaborado. A morte por causa de um ataque do coração também denota uma perda de esperança, pois o coração é tanto um órgão de esperança quanto de amor. A perda da esperança, seqüela do pânico, é um sentimento avassalador e agudo muito diferente da resignação emocional do paciente canceroso, cuja esperança vai sendo lentamente consumida pelo desejo de morrer.[3]

Quando essas questões podem ser levantadas e discutidas na situação terapêutica, o medo se torna contornável. E, como esse medo está associado à solidão, diminui muito quando há outra pessoa disponível com um ouvido convidativo. Para muitos pacientes, a relação terapêutica é um elo de manutenção da vida. Ficar de frente para os próprios conflitos é sempre uma experiência dolorosa e assustadora, mas é também sempre recompensadora pois contém um potencial de vida que o desejo de morrer não maculou.

O caso que relato a seguir é interessante porque o paciente tinha todos os sintomas de um ataque do coração sem ter tido de fato o ataque. Acho que Morris evitou o infarto por ter permanecido em contato com seus sentimentos e sensações. O incidente ocorreu quando sentimentos positivos de amor estavam tentando vir à tona dentro de seu peito encouraçado. Patologista clínico, com cerca de 55 anos, Morris vinha fazendo terapia bioenergética há alguns anos. Sua luta para abrir o coração era o principal objetivo daquele trabalho. Tinha se casado pela terceira vez dez anos antes, aproximadamente, e o relacionamento tinha sido tempestuoso a maior parte do tempo. Períodos de sensações gostosas e afetuosas entre ele e a esposa, Barbara, eram seguidos por distanciamento, frieza, mágoas, explosões de raiva. Era um relacionamento complicado que, apesar de tudo, melhorava aos poucos conforme os dois iam tratando de suas dificuldades particulares. De seu lado, Morris estava se esforçando para ser uma pessoa mais autônoma, não tão dependente de uma mulher, mais identificado com sua sexualidade e mais seguro como homem, para ficar uma pessoa mais amorosa. Os problemas que tinha com Barbara eram equivalentes aos que tinha vivido com sua mãe. Ele havia adotado um papel prestativo e estava sempre "disponível" para ela; por sua vez, ficava furioso quando a esposa não agia assim com respeito a ele.

O relato do incidente feito por Morris nos permite entender os sentimentos, sensações e conflitos envolvidos na tentativa de atravessar o paredão de tensões que aprisionava no coração seus sentimentos. Começou quando Morris acordou de um sonho, "tendo uma sensação terrível na garganta e no esôfago". No sonho, tinha visto um conhecido seu cujos músculos do peito tinham sido rasgados e expostos por cortes muito profundos. Relata o seguinte: "Fiquei completamente passado de pena diante daquele espetáculo horrível. Eu tinha certeza de que ele ia morrer, mas ao mesmo tempo tinha uma sensação maravilhosa por ele. Mas levantei com aquela dor na minha garganta."

É fácil interpretar esse sonho. O homem do sonho era o próprio Morris, cujo peito e garganta estavam se abrindo, produzindo sensações maravilhosas e também a dor e o medo de morrer. Depois de completamente desperto, a dor pareceu uma indigestão e ficou pior quando ele tentou se sentar. Ficou assustado e achou que poderia estar tendo um ataque do coração. Rompeu num suor pegajoso e pensou que talvez estivesse morrendo. Nessa altura, acordou Barbara e disse: "Acho que estou muito mal". Ela decidiu telefonar para chamar uma ambulância, com o que Morris concordou, sentindo-se enjoado, grudento, perto de desmaiar. No entanto, não sentia mais dor alguma na garganta ou no peito. Persistia a idéia de que talvez estivesse morrendo, e Morris se preparou para aceitar essa possibilidade.

Uma das pessoas da equipe médica de emergência era o marido de Jenny, uma mulher que certa vez tinha sido assistente de Morris. Ele indagou a respeito de Jenny e do novo bebê e soube que estavam bem. "Quando pensei em Jenny, senti meu coração e uma onda de amor por ela. Então lhe disse: 'Diga-lhe que a amo.' Aquilo para mim foi muito importante."

Quando Morris chegou no hospital, foi imediatamente conectado a um eletrocardiógrafo que começou a funcionar, ao mesmo tempo em que inseriam um tubo em sua mão. Sentiu-se tranqüilizado pelas providências imediatas e ficou impressionado com sua eficiência. O ECG mostrou que seu coração estava normal. Não obstante, foi enviado para a UTI onde passou a noite ligado ao monitor. No dia seguinte, sentindo-se melhor e percebendo que seu coração estava indo bem, ele e a esposa discutiram sua situação emocional e seu "verdadeiro" problema de coração.

Relatou o seguinte:
Na ambulância, a caminho do hospital, foi muito importante para mim dizer: "Diga a Jenny que a amo". Eu sentia meu coração; e realmente a amo. Na sala de emergência, enquanto olhava à minha volta, pensava, "a quem posso amar aqui?" O que tinha acontecido é que minha esposa não me havia permitido amá-la nas últimas quatro semanas. Tinha ficado furiosa comigo, enciumada porque achava que eu estava tendo outra mulher. Me fechei, me distanciei, perdi o interesse sexual. Conforme os dias iam passando, senti que algo em mim estava morrendo. Quando minha esposa e eu conversamos no hospital, senti que poderia morrer por ela. Esse sentimento queria dizer que eu teria morrido por minha mãe para torná-la feliz ou trazê-la de vol-

ta a mim. Lembro-me de que, quando criança, fiquei preocupado com a idéia de sacrificar parte de minha vida para que meus pais pudessem viver centenas de anos. Representava o medo que eu tinha de perdê-los pois, atrás disso, eu sentia que sem eles eu morreria. No período de brigas com minha esposa lembro-me de ter chorado uma noite na cama, com o mesmo pensamento — "Sem você eu morro" — sentindo uma dor na garganta. Queria desesperadamente pedir ajuda a alguém — a mãe — e ficou então claro a coisa terrível de que ela não viria, não estaria me ouvindo — minha voz e meus sentimentos não seriam bem-vindos. Foi uma sensação horrorosa de solidão, de dor, de desespero, de abandono, embora essas palavras não pareçam representar a qualidade tremenda do sentimento de que eu podia morrer. Certa noite dessa época, adormeci e tive duas sensações terríveis que pareceram durar a noite toda. Uma era que minha garganta e meu esôfago estavam prestes a sufocar e que eu ia morrer; a outra foi uma sensação de que se eu não me disfarçasse e escondesse, seria morto. Hoje entendo isso como uma necessidade de esconder meus sentimentos e necessidades, ou então ser morto. De alguma forma me fechei. É assim que me senti quando percebi a ira em minha esposa, sua loucura ao me acusar de estar envolvido com outra mulher. Ela estava em pânico, o que me fez entrar em pânico e assim dei-me conta de que minha mãe esteve, de algum modo, no mesmo estado. Percebi o quanto eu estava desesperado para ajudá-la, para ajudar minha mãe, mas também percebi que eu era *impotente*. Ser impotente libertou-me até certo ponto e pude chorar por mim, sentindo minha solidão. Agora sinto e reconheço quanto tinha sido infeliz na minha vida quase toda, algo que tinha vergonha de lembrar, como se não tivesse o direito de ser infeliz. Era uma infelicidade a cujo respeito nunca parecia haver nada que eu pudesse fazer, porque era a infelicidade de minha mãe. De um certo modo eu a havia incorporado e achava que era minha.

A identificação da criança com o sentimento da mãe vem da fusão simbólica entre elas. Não se trata de um fenômeno psicológico. Nos nove meses em que se desenvolve dentro do útero, seu corpo tem um contato de intimidade com o da mãe a tal ponto que sente e responde a todas as ondas de sentimentos e sensações que a mãe viva. Mesmo no parto, o corpo do bebê está em tal sintonia com o da mãe que vibra em harmonia com o dela. Se a mãe é triste e infeliz, seu filho se sentirá triste e infeliz. Se estiver excitada e cheia de vida, sua criança se sentirá da mesma forma. Seus sentimentos determinam seu humor dentro de casa. Se for infeliz, sua infelicidade lança um encanto que enfeitiça os espíritos dos adultos e das crianças que viverem na casa. Os adultos podem sair da casa e encontrar algo mais agradável para fazer em outro lugar, mas as crianças pequenas não têm saída. Não podem se sentir bem a menos que a mãe esteja se sentindo bem, e então farão qualquer coisa a seu alcance para melhorar o estado de ânimo da mãe. É inevitável que fracassem e sejam crianças infelizes com um peso no coração. A infelicidade da mãe se tornou então a infelicidade da criança. Esse tipo de infelicidade não é do tipo que a criança possa descarregar chorando. Como sobrecarregar a coitada e infeliz da mãe com sua própria tristeza quando ela já tem tanto para suportar? Intuitivamente, a criança sabe que a mãe não pode responder a suas necessidades.

Morris reconhecia este dilema. Disse: "Percebo que agora posso fazer algo por minha felicidade — posso chorar. Essa percepção está associada à minha garganta. Fechei minha garganta para suprimir meu choro, e isso me deixou numa armadilha."

O papel de Morris como prestativo em relação a mulheres era sua ampliação de seu papel como menino. Pode ter também determinado sua escolha profissional. Estar a postos para a mãe permite que a criança supere sua terrível sensação de solidão e abandono, sensações que podem ameaçar sua vida. Negar a si mesmo e assumir responsabilidades por outras pessoas torna-se uma forma de sobrevivência.

Do que dissemos acima, podemos deduzir que não é difícil para uma criança sentir-se prisioneira do relacionamento com a mãe, de tal modo que a sensação não é algo fácil de se concretizar. Adulto, pode tornar-se presa de um relacionamento insatisfatório ao sentir que seu papel consiste em fazer o outro feliz para que ele mesmo possa sentir-se satisfeito. Essa explicação, porém, é apenas metade da história. A gaiola que aprisiona o coração não está completamente fechada antes que termine o período edipiano. O menino disponível para a mãe encontra-se, em geral, envolvido numa situação com tonalidade sexual implícita e explícita. Morris tinha consciência de que sua mãe tinha sido sedutora consigo e que a conduta dela era responsável pelo que ele considerava sua "loucura" sexual. Em suas palavras:

> Minha mãe brincava comigo, provocava, tentava, zombava, escondia-se, fechava-se, não estava mais disponível. Eu podia sentir que ela quase me deixava louco com seu comportamento sedutor. Agora percebo que grande parte de minha excitação sexual está ligada a preocupações, cócegas, jogos, e não ao ato sexual em si.

O efeito que isto surtiu em Morris, como em qualquer outra criança paralisada pela mesma situação, foi criar uma sensação de culpa por sua sexualidade. Pode-se perguntar por que sentir culpa numa situação como essa, já que ele era o prejudicado. Contudo, poucos são os pais que sentem culpa por seu comportamento sedutor com os filhos. Não consideram que sua conduta seja moralmente errada ou prejudicial à criança. A seu ver, é uma excitação inócua que podem controlar para que não incorra em incesto. Infelizmente, porém, a criança não consegue controlar sua excitação. Fica superestimulada, o que torna a situação ainda mais difícil pois que não lhe resta qualquer canal de descarga, como o tem o adulto. Parte da criança quer desesperadamente um contato sexual com o genitor adulto e parte dela fica assustada pela possibilidade de isso acontecer, porque sabe que é errado. Uma vez que é errado, alguém deve levar a culpa. Os pais não têm dificuldade para fazer com que o filho se sinta responsável por seu envolvimento sexual com os adultos. Ao projetar a culpa no filho, os pais negam a sua. À criança não resta alternativa senão aceitá-la, o que destrói sua inocência e fecha a porta à infância.

Já vimos quais são as conseqüências de tais experiências. Na fase adulta, o sexo dissocia-se do amor. A pessoa pode até obter satisfação sexual com um parceiro casual, mas é difícil ficar muito excitado, por alguém a quem ame de verdade. Como teve amplas oportunidades de aprender, em criança, sentimentos tão intensos por um objeto de amor são tabu.

A dissociação entre o sexo e o amor coloca o coração em risco porque seus anseios mais profundos não são satisfeitos. A solução está em se tornar uma pessoa amorosa cujo coração fique aberto a uma ampla gama de sentimentos. Para tanto, é necessário viver de acordo com princípios que mantenham a integridade da personalidade. Examinaremos no próximo capítulo alguns destes princípios.

Capítulo 10
O CORAÇÃO SAUDÁVEL — A PESSOA AMOROSA

O coração tem razões que a própria razão desconhece.

Pascal

Aceita-se cada vez mais atualmente que as doenças cardíacas estão relacionadas às atitudes e padrões de comportamento da pessoa. Conseqüentemente, as pessoas conscientes da importância da saúde estão tentando não só diminuir o estresse da vida moderna como também fortalecer o corpo para enfrentá-lo. Muitas delas, se ocupam o tempo todo com seu preparo físico. Observam o que comem, praticam exercícios regularmente, param de fumar, fazem avaliações médicas regulares e, às vezes, praticam meditação ou outras formas de relaxamento. Embora todas essas providências sejam recomendáveis, deixam de abordar o aspecto fundamental da causa das cardiopatias, examinado ao longo de todo este livro, a saber, a falta de amor. Minha tese é a seguinte: a pessoa cujo coração está aberto ao amor não terá doença das coronárias. Não será alguém rígido, terá uma respiração profunda e completa, não será atraída pela dinâmica da competição para vencer a qualquer custo, como a personalidade tipo A. Se essa avaliação estiver correta, os que estiverem interessados na saúde do coração deverão dar muita atenção ao processo de se abrirem ao amor.

O problema que a maioria enfrenta é as defesas terem sido erguidas originalmente para proteger o coração e, depois, terem se transformado em sua prisão, tornando-se inconscientes. Muitas pessoas não têm consciência da tensão que existe em seu peito, ou de sua incapacidade para abrirem o coração. A maioria se crê completamente capaz de amar, desde que seja amada. Confundem o anseio de amar com o amar em si. Sentem o amor em seu coração mas não o alcançam, pois estão separados dos próprios corações pelas barreiras que ergueram para poupá-lo.

Não basta tomar a decisão de ser mais amoroso. Não podemos nos forçar a amar assim como não podemos nos tornar felizes por um esforço de vontade. Por sua própria natureza, os sentimentos vêm do fundo do organismo e, embora possamos embrutecê-lo ou suprimi-los, não temos poder para criá-los. Apesar de ser verdade que se pode evocar um sentimento pela fantasia, ou por uma atuação deliberada, não teremos aí a coisa genuína, a menos que essa ação toque o reservatório das emoções suprimidas. De vez em quando a pessoa consegue romper o cerco das barreiras que contêm o sentimento do amor e assim este chega à superfície mas, apesar de muito importantes enquanto experiências repentinas, esses rompantes de sentimento não modificam a personalidade se as barreiras não forem entendidas e removidas. Muitas pessoas, por exemplo, já experimentaram a alegria transbordante de caírem de amores por alguém. Mas, na maioria dos casos, o amor vem tingido por uma qualidade infantil ou romântica que não resiste à realidade adulta, deixando depois a pessoa tão fechada para o amor quanto no começo.

Para que o coração se abra e assim dê significado à pessoa e vida ao corpo, precisamos determinar por que e como se fechou em copas e quais as forças e receios que o mantêm trancado. Sem esse conhecimento e compreensão, os terapeutas não terão condições de desarticular a armadura, ou remover a barricada tanto para si quanto para os pacientes. O primeiro passo consiste em investigar e analisar o passado da pessoa, especialmente suas experiências infantis. Ao mesmo tempo, é preciso fomentar o entendimento dos processos físicos que envolvem o corpo da pessoa como uma couraça. Precisamos ver o corpo não por um ângulo mecânico mas como uma expressão viva da história pessoal. Como já vimos, toda tensão crônica do corpo é um sinal de algum conflito do início da vida que deixou a pessoa com um medo não resolvido. Esse temor precisa ser elaborado e eliminado para que o indivíduo possa manter seu coração aberto à vida. Para tanto, as tensões musculares precisam ser liberadas e os sentimentos suprimidos precisam ter liberdade para atingir o plano da consciência. Ambos os processos, físico e analítico, ocorrem lado a lado na terapia, tal como na vida.

O seguinte excerto de uma sessão terapêutica mostra essas interconexões. Enquanto a mulher, de trinta e poucos anos, a quem chamarei Barbara, estava deitada no divã, sugeri que estendesse seus braços adiante e dissesse o que queria. Ela falou: "Quero sentir amor em meu coração." Mais tarde comentou que tinha em mente seu marido e suas irmãs. A declaração deste desejo desencadeou um sentimento de tristeza que, porém, ela não conseguiu extravasar chorando. O queixo duro e imóvel e o corpo tenso dificultaram-lhe dissolver-se em lágrimas. Ao discutirmos sua incapacidade de chorar, ela acrescentou: "Tenho o mesmo problema quando estou na cama com meu marido e começo a amolecer por causa do desejo sexual. Endureço, elimino os sentimentos e sensações e fico hostil." E explicou por quê: "Se eu deixar que meus sentimentos apareçam, acho que os outros irão se aproveitar e obter alguma forma perversa de prazer com meu desamparo." Depois ela acrescentou: "Se você perde o controle, rouba a cena". E eu acrescentei com os meus botões: "E é humilhado".

Barbara havia anteriormente se queixado de falta de privacidade em sua meninice. Sentia muito forte a presença constante da mãe que a espiava; achava que seu pai prestava muita atenção à sua sexualidade. Já adulta, agia como se qualquer demonstração de seus sentimentos pudesse expô-la a humilhações. Claro que sabia que isso não iria acontecer, mas sua mente consciente não conseguia dominar o medo, estruturado nas tensões crônicas de seu corpo.

Como apontamos antes, a sensação é a percepção de que algo acontece com o corpo. No caso de Barbara, a supressão dos sentimentos e sensações assinalava o medo de se expor e humilhar-se. Se chorasse era inevitável que se sentiria humilhada, pois a humilhação era a sensação que estava querendo suprimir. Se jamais chorasse, sempre teria medo de expor-se e humilhar-se. Essa situação era uma armadilha? Não, se Barbara conseguisse reunir a coragem necessária para testar sua realidade adulta. O sentimento, a sensação de humilhação que poderia talvez sentir se se entregasse ao choro, seria momentâneo. Rapidamente se tornaria alívio ao se dar conta de que os que lhe estão próximos reagiriam ao choro com simpatia e compreensão.

Já que Barbara queria aquele alívio, não foi muito difícil ajudá-la a ceder. Novamente lhe pedi que estendesse os braços para frente e, desta feita, que pedisse minha ajuda. Apesar de uma necessidade desesperada, era difícil para ela esboçar esse gesto sentindo o que estava fazendo. Ao proferir as palavras: "Por favor, me ajude", apliquei uma certa pressão nas laterais do queixo e isso fez os músculos relaxarem. Em menos de um minuto ela começou a chorar com sentimento. Depois de acabar de chorar, comentou como era bom deixar-se ao sabor dos sentimentos. Sabia que sem minha intervenção não teria conseguido essa entrega.

Nisso ela não estava sozinha. Muitas pessoas estão paralisadas pelo conflito das forças que querem e das que não cedem e precisam, por isso, da intervenção de um terapeuta para que a supressão dos sentimentos e sensações seja suplantada por sua manifestação.

As crianças pequenas são a exceção a esta regra. Quando o bebê está assustado, sente-se magoado, frustrado, seu queixo começa a tremer e logo ele começa a chorar para valer. Este choro é tanto a manifestação do incômodo quanto a descarga convulsiva da tensão.

Quando cresce mais um pouco, o bebê aprende outras formas de descarregar a tensão. Uma é ficar com raiva quando o machucam ou ofendem. Por exemplo, a criança que fica assustada com um movimento repentino pode agredir a pessoa que a assustou. A expressão da raiva por meio de um ataque físico descarrega a tensão. A criança também aprende a descarregar afastando-se de situações estressantes. Mais tarde ainda, pode também recorrer ao riso.

Nenhuma das alternativas citadas ocorre para o bebê: para ele, chorar é a única saída para aliviar a tensão. Chorar é também, para adultos, a única forma de aliviar a tensão que decorre da perda do amor. O processo de lamentar uma perda é ineficaz para descarregar a dor dessa perda a menos que inclua um choro profundo e sentido. A pessoa pode também ficar com raiva quando morre um ente querido, como os povos primitivos às vezes fazem, mas a raiva sempre vem acompanhada por lamentos, gritos e choro. Um de meus pacientes contou que, após a morte de sua esposa alguns anos antes, ele chorou todas as noites, durante uma semana. A dor desta perda era tão grande que ele não acreditava ser capaz de sobreviver a ela. Mas chorar fazia com que dormisse, e assim obtinha a energia para continuar vivendo.

Enquanto a raiva solta a tensão da parte de trás do corpo, o choro libera a da frente. Cada soluço é uma pulsação que vem do fundo do abdômen (choro profundo) e sobe pelo peito e garganta, descarregando-se como um som. Para emitir esse som a pessoa precisa expirar; é impossível chorar se a pessoa segura a respiração. Bloquear o som tensionando a garganta e o queixo também inibe o choro. Se essas barreiras forem transpostas, o peito ficará mais leve e a respiração mais solta, como sentimos depois de um choro sem bloqueios.

O riso é muito semelhante ao choro, em sua qualidade de liberador de tensão. Como já vimos, Norman Cousins incentiva o uso do riso como antídoto para o pânico e aditivo à cura. Dificilmente podem ser ignorados seus valores positivos; é o que anima a pessoa. Fisiologicamente, rir e chorar não são processos muito diferentes; ambos são reações convulsivas nas quais a voz é usada e a respiração mobilizada. A descarga da tensão resulta dos movimentos convulsivos do corpo, mas a risada termina num movimento ascendente do rosto, enquanto o choro acaba com a face voltada para baixo. Uma gargalhada e um choro sentido não são, psicologicamente, a mesma coisa. Rir quando a pessoa está triste nada colabora para a descarga da tristeza, embora possa por um tempo nos descarregar. Só chorar muito e fundo solta a tristeza.

Muitos pacientes riem para bloquear ou negar sua tristeza. Às vezes o paciente começa espontaneamente a rir quando sua respiração se aprofunda, deitado de costas sobre o banco, mas essa risada é imprópria porque nada há de hilário ou humorístico na situação. Mas, se a pessoa for encorajada a sustentar sua risada, poderá constatar que subitamente se torna choro. Pode acontecer o inverso, também. Lembro-me de uma ocasião em que isto se deu. Minha esposa estava trabalhando na tensão de meus ombros enquanto eu estava sentado no chão. De pé às minhas costas, ela pressionou os punhos contra os músculos tensos entre o pescoço e os ombros. Doeu tanto que comecei a chorar. Depois, de repente, a dor sumiu e me vi rindo. Quando os músculos cedem, a tensão some e a dor desaparece. Fiquei rindo de alívio e gostosura.

Algumas pessoas acham muito difícil chorar e até sentem orgulho de sua capacidade de "agüentar" sem cair aos pedaços. Há momentos e situações em que essa atitude é sinal de bravura. Não quebrar diante do inimigo, é recomendável, mas praticar essa atitude na vida diária, comum, é tolice e um perigo. Pode-se até perguntar se a pessoa, nesse caso, estaria querendo provar que é feita de pedra. Neste, como em outros casos, as verdadeiras razões para tanto estão sob a superfície, o inconsciente. Para sobreviver, na infância, o caminho foi não chorar. Quando não chora a criança pode negar ao pai hostil e punitivo a satisfação de saber que conseguiu fazer seu filho submeter-se. Tornando-se pedra, a criança pode fazer com que o pai se sinta impotente. Ninguém é poderoso o suficiente para dobrar uma pedra pela vontade. Além disso, muitos homens sentem vergonha de chorar, e quando o fazem cobrem o rosto com a mão. Em nível consciente, consideram falta de masculinidade chorar. Mas a dificuldade que sentem para chorar tem sua origem na rigidez inconsciente que bloqueia a respiração profunda e representa os conflitos suprimidos.

Mencionei antes minha própria dificuldade para chorar. Já fazia anos que sabia meu peito era rígido e que abrigava uma sensação de pânico. Sabia que tinha medo de ser abandonado. A terapia a que me submeti e os exercícios que pratiquei diminuíram em muito o pânico e o medo mas eu sabia que ainda era candidato a um ataque do coração. Aliás, eu sonhava que teria uma ataque do coração e morreria. Embora não houvesse um tempo estipulado para esse ataque ocorrer, o sonho não sugeria que ainda estaria no futuro distante. Mas eu não tinha medo dessa possibilidade. Eu simplesmente disse: "Tudo bem, desde que eu morra com dignidade." Na noite seguinte, sonhei que tinha sido investido da função de conselheiro de um rei bebê. Ele achava que eu o havia traído e ordenou minha execução. Fui levado até o local da execução onde minha cabeça seria decepada. Vi o carrasco de pé com o machado ao lado do cepo mas eu não sentia medo pois tinha certeza de que o rei perceberia seu erro e me libertaria no último momento. Os segundos passavam, o momento da execução se aproximava e não acontecia nada. No último instante, vi que a corrente que prendia minha perna era de mentira e que eu podia simplesmente ir embora. Nesse momento, acordei. A nitidez do sonho indicava que era importante.

Ao refletir sobre o mesmo, seu significado foi ficando claro para mim. O rei bebê era meu coração; o conselheiro, minha cabeça. Minha cabeça havia traído meu coração ao assumir o poder e ditar o comportamento sob o pretexto de que o rei, meu coração, era infantil. O sonho retratava o conflito típico entre o ego adulto e o coração. Para salvar meu coração, teria de perder a cabeça; essa era uma das mensagens oníricas. A outra era que não havia ameaça real à minha vida se eu enxergasse a realidade de minha situação. Eu estava livre. Tinha simplesmente que reconhecer a hegemonia de meu coração. Eu tinha criado o conflito e, por isso, podia resolvê-lo dandome conta de que o papel do conselheiro não é tomar decisões. Essa é a prerrogativa do rei. O papel do conselheiro é manter o rei informado e ajudá-lo a pôr suas decisões em prática. Descreveria da seguinte maneira a relação cabeça-coração: o coração lhe dirá o que fazer e a cabeça lhe dirá a melhor forma para fazê-lo.

A abordagem de que me utilizo para tratar do problema discutido neste livro — a saber, a incapacidade de abrir o coração ao amor — é tanto psicológica quanto física. No nível psicológico, é necessário que a pessoa entenda a natureza do problema e alcance um nível tão profundo quanto possível de entendimento de suas causas. Isto implica uma análise cuidadosa que a ajude a entrar em contato com as experiências de sua infância. Mas não creio que apenas a análise seja completamente eficiente. O problema está estruturado no corpo, na forma de tensões musculares crônicas, como já assinalei várias vezes neste livro. Descrevi o processo de encouraçamento na frente do peito, processo que bloqueia os anseios; e citei a carapaça nas costas que imobiliza a manifestação da raiva. Essas tensões devem ser descarregadas em grau significativo para que o funcionamento saudável seja estabelecido. O primeiro passo num programa de tratamento é atender tais tensões.

A Figura 14A é um desenho extraído de uma fotografia de um paciente deprimido, de sexo masculino, com 43 anos, que tinha sofrido de um infarto do miocárdio dois anos antes. A curvatura das costas é o traço mais evidente do desenho. Alguns animais manifestam esse tipo de lombada quando ficam muito zangados, a ponto inclusive de os pêlos ficaram eriçados na coluna dorsal. Como eles, este homem tinha as costas para cima. Cerca de quatro semanas antes do ataque ele tinha sido seriamente menosprezado pelo superior; essa experiência tinha sido para ele muito humilhante. Embora irado e furioso, não expressou seus sentimentos. Nos feriados de Natal que vieram a seguir, sentiu-se cansado e inquieto, ao mesmo tempo. Também sentia uma certa dificuldade para respirar. Parecia tão abatido que foi aconselhado a tirar férias. Por volta do Ano Novo, foi para a Califórnia tirar seus dias de licença na casa da irmã e, enquanto estava lá, o noivo de sua sobrinha, um rapaz de mais ou menos 21 ou 22 anos, propôs um jogo de tênis. O paciente não pôde resistir ao desafio. Perdeu o primeiro e o segundo *sets*. No terceiro, esforçou-se ao máximo e perdeu novamente. Após este jogo, caminhou durante quinze ou vinte minutos. Quando se sentou, teve uma dor no peito. Felizmente, o hospital ficava a apenas cinco minutos de distância.

Embora a curvatura das costas seja muito pronunciada, não devemos nos esquecer do peito congestionado, cheio e encouraçado que indica o pânico e o coração partido. Por causa das costas curvas, o congestionamento do peito pode não ser visível quando o paciente está vestido. Mas despido, manifesta-se claramente no diâmetro exagerado do tórax. Este homem nunca se havia casado e nunca vivera uma relação duradoura e satisfatória com uma mulher. Ao discutirmos sua infância, mostrou sua ignorância quanto à perda do amor. Lembrava-se muito pouco da meninice mas não acreditava que tivesse havido coisa alguma de incomum em sua educação. Ao falar sobre o ataque cardíaco não sentia tristeza nem percebia que tivesse ocorrido algo de terrível com ele. Admitia que sentia raiva, mas achava que a raiva era dele mesmo, por ser um fracasso. Por negar a tristeza causada pela ausência e pela perda do amor, não tinha vontade de chorar. Não conseguia se lembrar da última vez que tinha chorado. Mesmo quando da morte de sua mãe há alguns anos, lhe tinham vindo lágrimas aos olhos mas não ficara abatido nem soluçara profundamente.

A Figura 14B é o desenho de uma estrutura corporal relativamente comum em homens de meia-idade. Mostra as costas altas, ten-

Fig. 14. Padrões de tensão em pessoas com couraça.

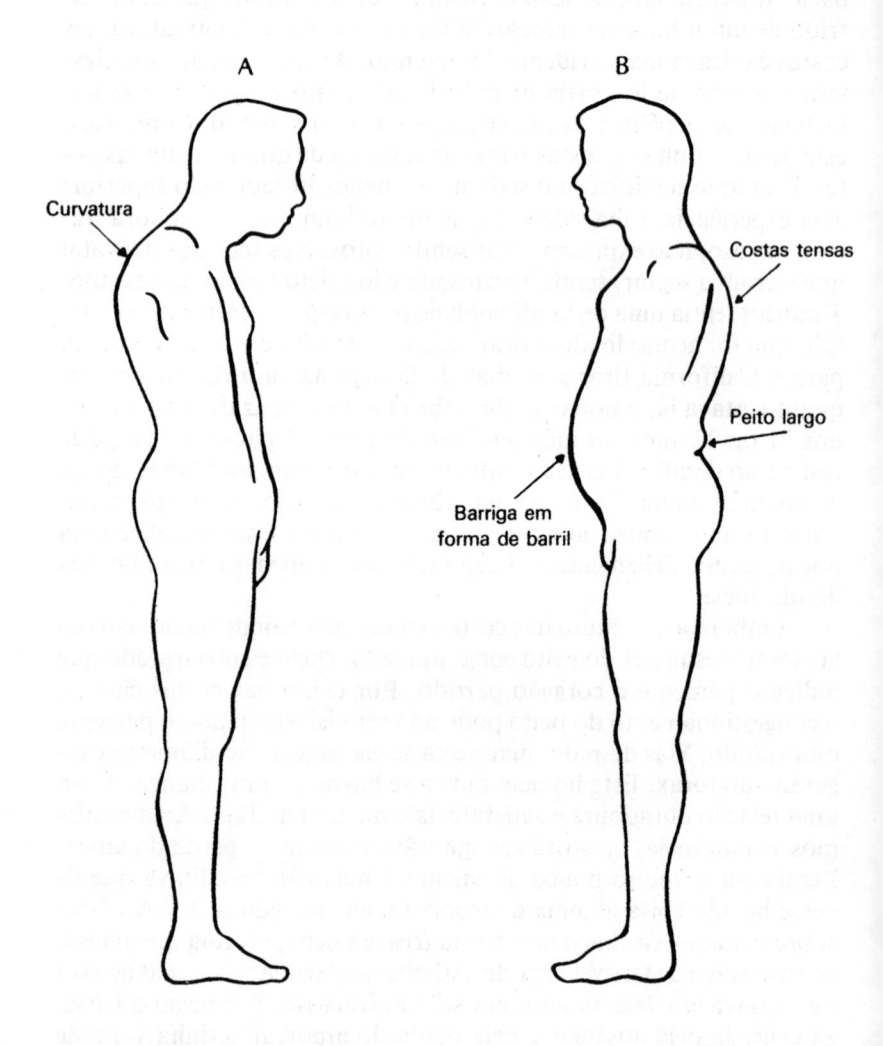

A

B

Curvatura

Costas tensas

Peito largo

Barriga em
forma de barril

sas, o exagero no diâmetro torácico do peito até as costas, e o abdômen relativamente saliente. A pessoa que tem esse tipo de corpo pode ser um glutão e ter um nível elevado de colesterol. Mas, esses traços físicos, em minha opinião, são secundários em relação aos fatores emocionais e aos problemas respiratórios manifestos no tórax aumentado. Um outro aspecto desses desenhos merece uma atenção mais detalhada: as costas caídas. Em ambos, as nádegas estão relativamente flácidas, rebaixadas, numa posição que sugere o cachorro com o rabo entre as pernas. Considero que esta postura corporal seja indicativa de uma perda da arrogância natural, fator então predisponente a doenças cardíacas. Uma vez que a pessoa *é* seu corpo, seu corpo precisa mudar para que haja uma mudança confiável na personalidade. Segue-se uma descrição de alguns exercícios utilizados para obter essa mudança.

A técnica básica que uso para ajudar a pessoa a desbloquear seu choro consiste em mobilizar sua respiração e sua voz. Há diversas maneiras pelas quais isto pode ser feito mas, para tratar de pessoas que ficaram endurecidas, é útil usar um banco bioenergético. Este, como aparece na Figura 15, tem 60 cm de altura. Um cobertor enrolado fica amarrado à superfície. A pessoa deita-se de costas, com os braços abertos na direção da cabeça, tendo sua cabeça voltada para uma cadeira. O cobertor estará em contato com o corpo na linha que nas costas corresponde aos mamilos. Essa posição foi adaptada do alongamento para aliviar a tensão das costas que as pessoas adotam com tanta freqüência depois de terem ficado sentadas por muito tempo. Para poderem respirar algumas vezes de modo satisfatório, erguem o torso e estendem os braços para cima e para trás, ultrapassando a linha do encosto da cadeira. Uma vez que a maioria das pessoas sofre de uma tensão significativa nos músculos das costas, esta posição sobre o banco é incômoda. Mas, depois que ela relaxa o máximo possível, o banco vai ajudá-la a respirar alongando os músculos tensos que estão em torno do tórax. É difícil segurar o fôlego deitado nessa posição em cima do banco e as pessoas rígidas perceberão tanto sua rigidez quanto sua incapacidade para respirar profundamente. (No manual de exercícios bioenergéticos consta uma descrição mais completa de como o banco pode ser usado.[1])

Como vimos, as pessoas que contêm os próprios sentimentos seguram o ar. Ficar deitado em cima do banco incentiva a respiração e, por isso, favorece a entrega. Se a pessoa expira, num movimento abdominal profundo, a tristeza suprimida não pode mais ser contida e virá espontaneamente à tona. Na maioria dos casos, as pessoas não conseguem respirar com essa profundidade e, nesses casos, a respiração pode ser aprofundada com o uso da voz. Para tanto, a pes-

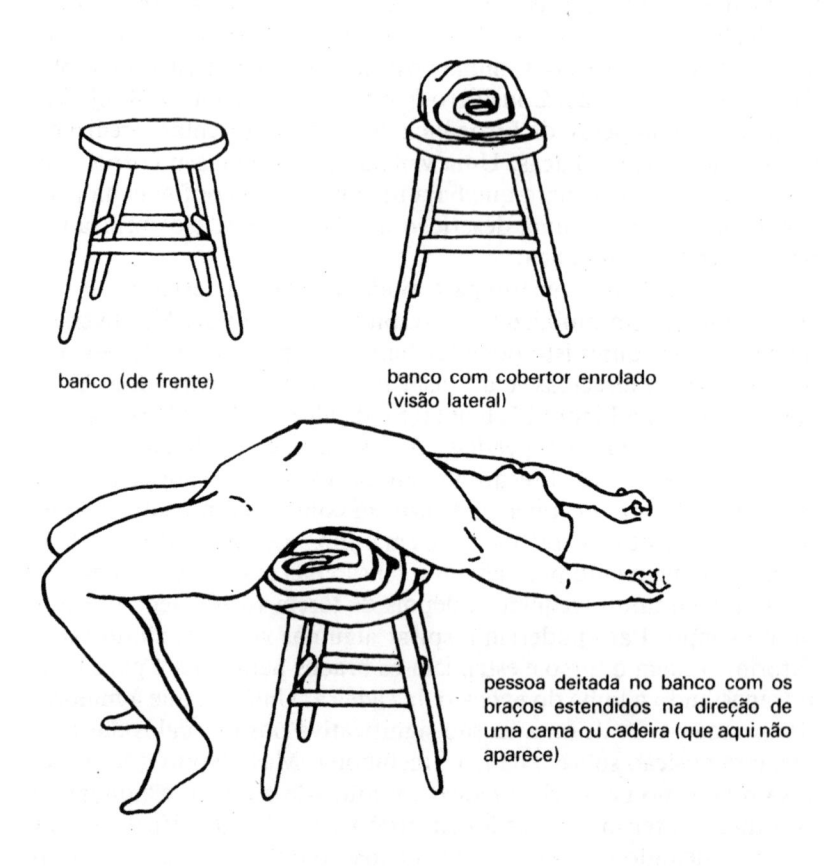

banco (de frente)

banco com cobertor enrolado
(visão lateral)

pessoa deitada no banco com os
braços estendidos na direção de
uma cama ou cadeira (que aqui não
aparece)

Fig. 15. O banco bioenergético e o exercício respiratório.

soa pode emitir um som, sustentando-o pelo tempo em que estiver deitada no banco e assim sua respiração ficará mais profunda. A incapacidade de sustentar o som por mais de uns poucos segundos é um sinal de dificuldade respiratória, mesmo que essa dificuldade não seja sentida na vida normal. Em geral, a limitação respiratória é vinculada a dificuldades na inspiração; aqui, porém, a questão é uma incapacidade para expirar todo o ar. As pessoas costumam interromper o som quando se aproxima o momento crítico, isto é, aquele ponto em que a expiração prolongada resultaria num som descontínuo como "hã, hã, hã", facilmente capaz de se tornar um choro. Em muitos indivíduos, uma tensão nos brônquios faz com que tussam. Se a tensão na garganta for grave, talvez engasguem. Em alguns, a sensação de tristeza é engolida de volta, se se acumular. Seja qual for a forma que a resistência assuma, estimulo a pessoa a entregar-se tanto quanto possível, emitindo sons deliberados de choro. Mesmo assim, ainda não é fácil para muitas pessoas, especialmente homens, romper as defesas e chorar. Também não foi para mim. Fiquei com medo da dor que sentiria no coração mas percebi que era importante que eu fosse capaz de chorar. Um trabalho sobre minha respiração ao longo dos anos permitiu-me chorar fácil e suavemente, como um bebê, e isso me deixou muito contente.

O exercício com o banco é seguido por outro no qual se faz a inversão do arco das costas. A pessoa se dobra para frente e toca o chão com a ponta dos dedos, com os joelhos ligeiramente dobrados e os pés a uma distância aproximada de 30 cm um do outro, discretamente virados para dentro. Mantendo a posição por um tempo que oscila entre 3 e 5 minutos, a pessoa começará a sentir as pernas vibrarem. Se sua rigidez tiver feito com que o exercício no banco pareça estressante, as vibrações deste descontrairão esse estresse e promoverão ainda mais o processo respiratório. Essa posição representa uma entrega ao chão e o denominamos de exercício de *grounding* (ver Figura 16). Quando fazemos esse exercício com pacientes cardíacos em seminários, todos comentam que se sentem mais leves e melhores depois.

Não é necessário usar o banco bioenergético para aprofundar a própria respiração. A pessoa pode deitar-se no chão em cima de um cobertor enrolado, colocado no alto das costas. Embora essa posição não seja tão eficiente quanto a que se obtém deitando-se em cima do banco, pode-se desencadear o choro usando a voz da maneira acima descrita. Até mesmo usar a voz enquanto se está sentado numa cadeira pode ajudar a pessoa a chorar. É proveitoso lembrar de alguma tristeza ou perda que tenha sofrido em sua vida. Muitas pessoas dizem que podem chorar quando assistem a um programa

Fig. 16. O exercício de *grounding*.

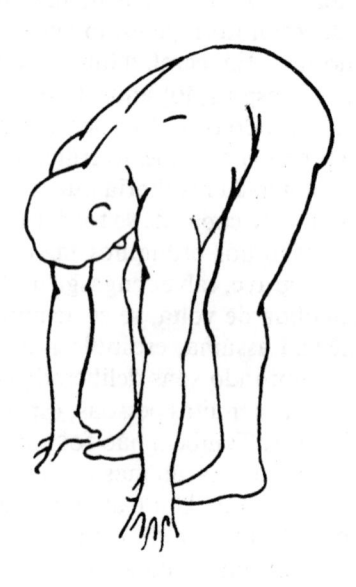

de conteúdo apropriado na televisão, ou quando ouvem certas peças musicais mas, na maioria dos casos, estão se referindo a lágrimas, não a um choro convulsivo. Embora as lágrimas sejam importantes, tanto para expressar tristeza quanto para limpar os olhos, não servem para descarregar a tensão que resulta de uma perda amorosa. Para tanto, é preciso que choremos muito e descontroladamente.

Na terapia bioenergética usamos um outro exercício para ajudar as pessoas a expressarem seus protestos, algo que é comum a quem tenha sofrido a perda de alguém amado. Alguns povos primitivos costumam gritar em sinal de protesto quando morre alguém importante, mas os sofisticados e civilizados aceitam a morte e a perda filosoficamente, mesmo que essa atitude racional negue as sensações do corpo e amorteça a vida emocional. Esse exercício consiste em fazer a pessoa ficar deitada de costas numa cama, chutando o colchão de modo ritmado com as pernas estendidas. Para que possa chutar com tanta força quanto precise, é melhor que o colchão seja de 10 a 12 cm de espessura, pois a pessoa assim não se machuca e não estraga a estrutura da cama. Enquanto chuta, o paciente deve perguntar, continuamente e em voz alta, "por que?" Peço aos pacientes que gritem três "por quês", sustentando cada um até que o fôlego termine, continuando a chutar, até precisar inspirar de novo. Conforme o exercício vai do primeiro para o terceiro "por que?" os chutes ficam mais rápidos e a voz mais alta. Muitas mulheres terminam o último "por que" num grito. Chorar e gritar fazem parte de um processo verdadeiro de lamentar as perdas. Esse exercício descarrega a tensão do peito, da garganta, das pernas, e aprofunda significativamente a respiração de modo que a pessoa começa a ter uma consciência bastante nítida de sua evolução espontânea. Como chorar fundo, gritar e berrar em protesto tiram o peso da tristeza e a dor do coração.

O mais importante a respeito desses exercícios é que seu efeito sobre a respiração não se limita ao período de sua execução. Uma vez que ajudam a pessoa a superar seu receio de entregar-se a seus sentimentos e sensações, podem desencadear mudanças duradouras e de longo alcance no comportamento e na personalidade. Em vez de conter os sentimentos e as sensações, o paciente aprende a soltá-los, a ser mais descontraído, mais doce, mais livre. Isto acontece mais depressa quando a pessoa está fazendo alguma terapia que lhe facilite recordar e compreender as forças que a deixaram tão tensa. Devemos porém enfatizar que terapia não é um requisito indispensável para o crescimento e o amadurecimento. A vida nos fornece muitas oportunidades para expressarmos nossos sentimentos e sensações de modo aberto e direto, e, a cada vez, aprendemos mais como sermos abertos e amorosos. Exercícios como os que discutimos até aqui ajudam em muito o processo de abertura do coração e de manifestação dos sentimentos.

Qualquer discussão de nossos sentimentos e sensações não fica completa se omitir a questão da raiva. A maioria das pessoas em geral não tem consciência da raiva que guarda em seu íntimo, apesar do fato de se sentirem irritáveis ou de explodirem de ira de tempos em tempos. Tampouco reconhecem a presença da enorme tensão que se acumula no alto das costas e que acompanha a supressão da raiva. Podem estar com as costas eriçadas, mas costumam não percebê-lo. Como já dissemos, essa raiva suprimida vem de experiências de privação, negação e submissão forçada à autoridade dos pais, vivenciadas no início da infância. Em muitos casos, essas experiências precoces incluem abuso físico por um dos pais, em nome de estar aplicando um corretivo. A raiva que vem em resposta a esse abuso é tão intensa que por pouco não é uma ira assassina, à qual a maioria das pessoas teme entregar-se, receando perderem o controle e machucarem alguém a sério. Mas, quando esses sentimentos são retidos, a pessoa os volta contra si mesma e se torna autodestrutiva. Essa raiva contida também dificulta em muito que a pessoa peça o que quer ou diga não a uma solicitação descabida. Tem medo de explodir de raiva se lhe opuserem resistência.

Portanto, carrega essa raiva, na forma de uma tensão muscular crônica, como se tivesse um mico às costas. Para que possa lidar fácil e racionalmente com situações de estresses, essa raiva deve ser ventilada. O meio mais lógico é fazer com que dê socos numa cama, com toda a fúria de que for capaz, usando as palavras que lhe parecem apropriadas. Embora esse exercício seja também uma descarga catártica, sua finalidade essencial é soltar os ombros e braços para que possam estender-se adiante em busca do amor, com suavidade. Uma raiva contida durante anos a fio não pode ser descarregada de uma só vez, num único exercício. Enquanto o "mico" estiver sentado às suas costas, a pessoa será zangada. São duas as coisas necessárias para se ter uma descarga completa: primeira, a pessoa deve sentir sua raiva e identificar-se com ela; segunda, deve continuar a socar alguma coisa, como forma regular de exercício em casa, até estar livre da tensão nas costas e ombros. (Ver *Exercícios de Bioenergética** para as instruções relativas à execução deste exercício.)

A rotina que sigo toda manhã depois de acordar e antes de tomar o café da manhã é deitar-me no banco por vários minutos e deixar que meu corpo se alongue e minha respiração se aprofunde. Deito-me em várias posições, trabalhando as costas todas, de cima para baixo. Essas posições são incômodas, apesar de todos os anos em que venho trabalhando com o banco. Não podem ser confortáveis enquanto existir alguma tensão nos músculos das costas ou da cintura escapular. Mas, para muitos indivíduos são claramente dolorosas em virtude do nível de tensão de seus músculos dorsais. Alguns temem que as costas quebrem, o que não acontece, mas é o caso de agüentar-se nessa posição se o medo for grande demais. Apesar disso, a dor não é um sinal negativo, pois representa o conflito entre o desejo de se entregar e o medo de fazê-lo. A dor sempre pode diminuir se a pessoa gemer ou lamentar-se, pois assim estará soltando parte da tensão na medida em que a respiração fica mais profunda.

Depois de ter trabalhado com o banco, pratico o exercício de *grounding* descrito antes. Depois que minhas pernas começam a vibrar, meu corpo todo se sente mais vivo e carregado. Neste momento, executo outros exercícios que envolvam os braços e ombros, como dar socos por exemplo. E, de tempos em tempos, me deixo chorar quando percebo o quanto tenho sido rígido e o quanto minha vida tem sido uma luta. Enquanto posso chorar, sei que meu corpo está leve e que meu coração está aberto. Essa seqüência tem-me ajudado a manter minha possibilidade de descarregar a raiva acumulada, assim me permitindo deixar de ser um homem zangado.

---

* Edição da Editora Ágora, distribuição da Summus Editorial.

O resultado surpreendente disto é que minha raiva fica prontamente disponível e posso sentir sua onda aproximando-se quando creio que alguém se aproveitou de mim. Posso mostrá-la em meus olhos para que os outros vejam que estou zangado, sem que eu precise atacá-los. Tendo acesso à minha raiva, sinto-me uma pessoa mais inteira e, como sou tratado assim com mais freqüência, tenho menos necessidade de ficar zangado. Também sou menos medroso e menos vulnerável, além de menos defensivo, uma vez que estou mais aberto em minha mente e em meu coração.

Quando falamos de um coração saudável, devemos nos dar conta de que ele existe numa pessoa saudável. Para podermos curar um coração partido, deve ficar claro o papel que o amor desempenha na vida. Neste sentido, a seguinte analogia talvez seja útil. Já descrevi o coração como o eixo da roda, na qual os raios representam os impulsos de amor provenientes do coração. Esses impulsos, como os raios, sustentam a beirada, ou o limite da pessoa. Da mesma forma como a roda não funciona sem uma beirada, a pessoa não pode funcionar sem um limite que demarque sua individualidade.

Quando trabalho com uma pessoa para ajudá-la a abrir seu coração, não sugiro que abra mão de todas as suas defesas. Se assim procedesse, estaria de volta ao nível do bebê que pode ser todo coração, mas que também é dependente e impotente. Por essa razão é tão importante ajudar a pessoa a sentir sua raiva e a identificar-se com ela. Se contar com meios de revidar ataques, não necessitará se trancar numa fortaleza para se sentir protegida, assim como tampouco permanece numa situação dolorosa.

No Capítulo 3, abordei os estágios do crescimento e descrevi como a personalidade se reparte em dois centros, e do coração e o do ego. Façamos agora uma revisão daqueles estágios (Figuras 9 e 10) em termos da qualidade de amor que cada um representa.

Amor = desejo de proximidade e contato

a. amor infantil	... precisa de calor, provimento das necessidades, apoio e proteção; em troca, oferece conexão com o futuro, para além do si-mesmo; renovação e renascimento
b. amor na criança	... precisa de apoio, proteção, aprovação; em troca, partilha da alegria de brincar.
c. amor do menino ou menina	... precisa de apoio, aprovação e orientação; em troca, partilha da excitação da aventura e oferece-se como uma profunda amizade.
d. amor juvenil	... precisa de orientação e liberdade; em troca, oferece excitação e a magia do romance e do sexo.
e. amor adulto	... precisa de um parceiro com quem compartilhar da vida; em troca, oferece afeto, respeito e apoio.

Essa esquematização é uma forma razoável de representar a evolução do amor, conforme a pessoa cresce e desenvolve-se. Quando esse desenvolvimento sofre a interferência de fatos profundamente dolorosos, durante a infância ou meninice, o impulso para amar fica restrito e vem para fora de modo hesitante, tentativo, defensivo. O grau da restrição varia de acordo com a época e a gravidade dessas experiências traumatizantes. Por causa disso, o impulso para amar traz consigo necessidades insatisfeitas de estágios anteriores. As palavras "Eu te amo" podem significar: (a) "Preciso que você me supra as necessidades"; (b) "Preciso de seu apoio"; (c) "Preciso de sua aprovação"; (d) "Preciso que você responda sexualmente a mim"; (e) "Quero repartir minha vida com você". Para algumas pessoas, o amor está carregado de um forte elemento infantil; para outras, contém um poderoso elemento romântico. Quando esses elementos regressivos contam muito, o elemento maduro encontra-se diminuído. Dessa forma, quando o paciente fala de amor referindo-se ao cônjuge ou a um parceiro, quero saber de que camada da personalidade está falando. Avalio essa declaração de amor em termos do grau de maturidade da pessoa.

Quando tratamos um paciente por causa de algum problema emocional, não basta focalizarmos apenas seu coração. Se nos concentramos na totalidade de sua pessoa, compreendendo que o amor é fundamental em sua problemática, poderemos ajudá-lo a abrir seu coração e encontrar a realização amorosa que procura. Um de meus pacientes, um homem de quarenta e poucos anos a quem chamarei Michael, passou por uma série de experiências frustradoras e decepcionantes com mulheres, embora sua principal meta na vida fosse encontrar amor. Michael era forte, cheio de vida, com boa aparência, e muitas mulheres eram atraídas. Ele correspondia afetivamente, pois achava que a vida sem o amor de uma mulher era vazia. Apesar disso, seu casamento tinha fracassado e três outras relações prolongadas tinham acabado. Estava em busca de uma mulher ideal que satisfizesse todas as suas necessidades insatisfeitas. Mas sempre que possuía o amor de uma mulher só enxergava o quanto ela estava distante desse ideal. Por outro lado, se a mulher recusasse comprometer-se por completo, ficava enfeitiçado por ela e insistia até o fim suportando coisas muito dolorosas. Seria ela, afinal de contas, a mulher ideal? A ausência de disponibilidade na mulher evocava os mesmos tabus que tinha sentido pela mãe.

Esta análise, apesar de válida, não foi o que ajudou Michael a mudar. Ele sabia de seu envolvimento com a mãe, mas o que não sabia é que esse envolvimento o havia fixado no nível de menino. Disse-lhe que a questão com ele era tornar-se um homem, não encontrar amor. Com o tempo, chegou a compreender como se havia traído nos relacionamentos com as mulheres, da mesma forma como tinha sido traído pela mãe que o forçara a ser o seu "homenzinho". Ao se dar conta dessa dinâmica sentiu raiva da sua mãe e de todas as mulheres; sentiu fortemente que não precisava de nada delas. Depois de ter parado de precisar, pôde amar como homem, do fundo do coração.

Chegar a esse ponto exige uma análise considerável. Depois das mágoas da meninice, a personalidade se desenvolve com muitas torções e distorções. Raramente os adultos são diretos e abertos; o mais habitual é serem indiretos e defensivos, submissos e ressentidos. Isso precisa ser elaborado. Um dos exercícios que utilizo é destinado a ajudar os pacientes a dizerem "não". Deito a pessoa de costas com as pernas estendidas, e depois ela deve dar chutes tão fortes quanto puder. Ao mesmo tempo, instruo para que diga "não", tão alto e longo quanto conseguir. Sustentar um "não" dessa forma exerce um efeito poderoso sobre a respiração e também ajuda a soltar os sentimentos e sensações. Se a pessoa não tiver bloqueios e inibições de auto-afirmação o "não" vem alto e claro. Mas este não é sempre o caso. A maioria tem dificuldade para se expressar vigorosamente sem ser antes provocada. Quando crianças, não tiveram o direito de se posicionar com clareza e já adultos continuam tendo problemas para fazê-lo. Esse exercício é uma oportunidade de confrontar o problema e, praticando-o mais vezes, é possível aprender a superá-lo. Pode-se também dizer "não" em pé, tanto para o terapeuta quanto para o grupo, como forma de treinar a assertividade.

A capacidade de dizer "não" é sinal de uma pessoa segura. A insegura atua o "não" não fazendo o que lhe foi pedido e se desculpando, dizendo que esqueceu. Esse esquecimento pode ser real, mas é um sintoma de hostilidade. Vale o mesmo para a pessoa que se submete a dizer "sim". Embora possa tentar esconder seu ressentimento, este transparecerá nas entrelinhas da maneira como os outros forem tratados. Por outro lado, dizer um "não" aberto e direto indica confiança na outra pessoa. Sem se acreditar que esta irá entender e aceitar os seus sentimentos, é impossível o partilhar nas relações.

Em geral, um "não" honesto é aceito com mais facilidade. A outra pessoa pode não ficar feliz com a recusa mas saberá apreciar o respeito e a confiança que um "não" como este expressa. O "sim", o "eu te amo" genuínos que vierem de uma pessoa destas terão ainda mais impacto. A expressão "eu te amo" é usada muito mais vezes do que o adequado para evitar conflitos ou para encobrir hostilidade. Para muitos indivíduos, não é amor e sim um receio de ser abandonado que os mantém num determinado relacionamento.

Nessa situação, a declaração "eu te amo" não quer dizer exatamente isso.

O que comentamos a respeito de se dizer um "não" aberto e direto aplica-se também a qualquer relação onde haja confiança. O homem que não pode dizer "não" a seu chefe, não é respeitado nem é objeto de confiança, pois sua submissão se fundamenta em medo. Além disso, a negação do si-mesmo, implícita na atitude submissa, enfraquece a capacidade que a pessoa tem para ser criativa ou inovadora. Os homens "sim" podem ser hábeis na execução de ordens mas ficam perdidos se tiverem que pensar com a própria cabeça.

Em qualquer relação, a questão não é fazer as coisas do seu próprio jeito, mas ter o que dizer. Todos reconhecemos na ausência de comunicação um problema que ataca as relações. E da mesma forma como não nos expressamos com base em nossos sentimentos mais autênticos, também não escutamos o que os outros têm a dizer. Ouvimos suas palavras mas, muitas vezes, entendemo-las como ataque pessoal e não como declarações dos sentimentos da outra pessoa. Ao fecharmos nossas mentes, fechamos nossos corações. Nesse caso, a situação se degenera em conflito que só o uso do poder pode resolver. Alguém pode submeter-se ao outro para que a relação seja mantida mas, essa conduta, no entanto, apenas perpetua o padrão que vigorava no lar da infância, onde o "não" da mãe ou do pai era sempre a palavra final.

É evidente que uma mente aberta, um coração aberto e a disposição para escutar são elementos essenciais à pessoa amorosa, como à personalidade integrada, em que coração, cabeça e sexualidade funcionam em harmonia (vide Figura 11, Capítulo 3). No Capítulo 1, aprendemos que a ligação íntima entre esses segmentos está interrompida para a maioria das pessoas, de tal sorte que o pensamento está dissociado dos sentimentos e a sexualidade, do amor. Essa interrupção anula a integridade da personalidade, e assim o modo como a pessoa se comporta no mundo dos negócios nada tem a ver com o modo como trata sua família. "Ama o teu próximo" pode ser um preceito significativo na igreja, nos fins de semana mas, segunda-feira, no escritório, se torna irrelevante. É por isso que, diante de uma vida repartida por compartimentos, um caso amoroso com a secretária ou com um colega não contradiz de modo algum o amor que se sente pela própria esposa ou marido. Mas ser uma pessoa diferente, conforme a situação, significa não ser uma totalidade como indivíduo, em nenhuma delas. Pode até sentir uma afeição mas será um amor limitado e imperfeito.

O que quer dizer ser uma pessoa íntegra, amorosa? Em geral, no que diz respeito ao amor, a cabeça não consegue ditar os caminhos do coração. Não é uma questão de decidir a quem amar ou por quem apaixonar-se. Em muitos casos, a cabeça não escolhe o mesmo objeto amoroso que o coração, mas quem ouve os conselhos da cabeça quando se trata de amar? O raciocínio frio nunca domina o coração apaixonado. Isso poderia então significar que estaremos errando ao obedecer ao desejo do coração? Não acredito. É verdade que no auge da paixão nos inclinamos a idealizar a quem amamos mas existe algo de notável no fato de essa pessoa ter a capacidade de nos excitar tanto. Infelizmente, quando pomos de novo os pés na terra, às vezes nos vemos diante de uma realidade diferente: problemas, deficiências, toda a variedade de falhas humanas. Será que isto quer dizer que o amor era cego? Não necessariamente.

No Capítulo 3, estudamos que a personalidade se torna dividida em dois centros separados, o do coração e o do ego, em decorrência de uma perda precoce do amor. Como medida defensiva, o ego envolve o coração numa gaiola de proteção e investiga com olho cínico e crítico todos que porventura tentarem atingi-lo. No ínterim, o coração procura alguém para amar, alguém que o liberte. Quando encontra essa pessoa, destrona o captor e foge da prisão. Uma vez que o olho do coração é infalível, sempre escolhe a pessoa certa, mas nem sempre fica livre. Quando termina o vôo nupcial, quando os amantes precisam enfrentar a realidade da vida cotidiana, o ego assume o comando e restabelece o estado de custódia protetora.

A incapacidade que o amor erótico demonstra de sustentar sua intensidade inicial não diminui seu significado para a vida humana. Embora o fogo incandescente do início possa não brilhar com a mesma força ao longo do tempo, não se extingue. No meio, a chama continua brilhando intensa e lampejos deste vigor podem ser constatados nos olhos dos parceiros depois de uma vida inteira juntos. Também não devemos nos esquecer de que pode explodir num momento de êxtase, quando os dois se unem sexualmente. Não, não é a natureza do amor erótico mas a cisão da personalidade humana que responde pelo término dos relacionamentos amorosos. A idéia de que o amor pode nos libertar é uma ilusão cujas raízes estão fixadas na infância, quando se acreditava que a mãe nos amava incondicionalmente e que a vida seria um paraíso. Aliás, a rara criança que é o objeto de um amor incondicional por parte da mãe desfruta do equivalente humano da graça celestial. Muitos anseiam por esse amor mas nunca o recebem. Apesar disso, o anseio que sentimos quando crianças sobrevive em nossos corações e fundamenta a crença de que o amor nos libertará. Poder fazê-lo temporariamente é um dos atributos mais honrosos da força do amor. Mas, para sermos livres — verdadeiramente livres — só quando o amor penetrar em todo nosso ser, quando nos tornarmos, de fato, pessoas amorosas.

Para nos tornarmos pessoas amorosas, precisamos curar a cisão entre o ego e o coração, o que não significa que o ego deva abdicar de sua posição como árbitro da realidade, ou que a cabeça deva render-se e perder sua hegemonia dentro da hierarquia da personalidade. Mas significa sim que a cabeça e o coração devem trabalhar em conjunto para promoverem a saúde e a felicidade da pessoa. Devemos reconhecer que o poder e o amor são metas antagônicas, são valores adversários. O poder cria desigualdade; seu uso exige a suspensão dos sentimentos. Por outro lado, o amor se baseia no reconhecimento da igualdade. Até o relacionamento entre a mãe e seu filho deve incluir a percepção e a aceitação de que a criança é tão pessoa quanto a mãe. Na ausência dessa perspectiva, a criança desenvolverá uma estrutura narcisista de caráter e não será capaz de enxergar os outros como seus iguais.

O poder muitas vezes contamina o relacionamento íntimo entre adultos, esfacelando a confiança essencial ao florescer do amor. Seu signo mais freqüente é o dinheiro. Muitos usam o dinheiro para controlar e dominar os outros, dando-o ou recusando-o para enfatizar suas exigências. Muitos também acreditam que o dinheiro pode comprar amor. Não obstante, o amor nunca é uma das recompensas do dinheiro; pelo contrário: o mais comum é que o dinheiro seja um obstáculo ao amor.

Possuir dinheiro ou poder não impede, necessariamente, que a pessoa seja amorosa no pleno sentido do termo. Nem vencer na vida, ou ter fama. Mas, se a busca dessas metas dominar a personalidade, o ego se destacará do coração e a pessoa será incapaz de amar com todo o seu ser. O impulso para ter poder, para vencer, para ter fama exige a canalização de uma quantidade extraordinária de energia para essa finalidade. Canalizar a energia dessa forma, porém, enrijece o corpo e o corpo rígido não se dissolve facilmente no amor. A vulnerabilidade a doenças cardíacas da personalidade tipo A está diretamente relacionada à rigidez vinculada ao desejo de ser bem-sucedido. E, como também já vimos, está vinculada à hostilidade, ao pânico e a um coração partido. Podemos nos concentrar em um ou outro aspecto deste problema, mas as conseqüências que o corpo sofre são praticamente as mesmas.

Não é um corolário inevitável que, se a pessoa se orienta pelo prazer, não poderá ter dinheiro, sucesso e fama. O prazer é intrínseco ao processo criativo,[2] e a pessoa amorosa é altamente criativa, simplesmente porque seu coração está em tudo que faz. Pode até conquistar poder, fama e sucesso, mas esses valores não a dominam. Nem ela lhes sacrifica sua integridade.

Certos valores egóicos — como respeito, dignidade, honestidade e equanimidade — harmonizam-se com valores do coração e ajudam a promover a integridade da personalidade. O respeito é essencial a qualquer relacionamento amoroso entre adultos maduros. Na ausência de auto-respeito, o amor tem uma qualidade infantil ou pueril, expressando mais a necessidade de apoio e provimento do que a partilha de boas sensações e sentimentos. Na ausência de respeito pelo parceiro, o relacionamento se torna uma questão de conveniência. Somente a pessoa para quem o respeito é importante pode ser uma pessoa amorosa. Isto não quer dizer que essa pessoa nunca terá raiva do parceiro. Observamos no Capítulo 1 que os sentimentos ambivalentes são muito' comuns nos relacionamentos amorosos. Mas a ambivalência sempre resulta numa perda de respeito pelo outro, o que terminará destruindo a relação. O auto-respeito e o respeito pelo outro exigem que a pessoa confronte a situação e expresse sua raiva, para que a relação possa resgatar seus fundamentos sólidos e genuínos.

A dignidade, que é a manifestação exterior da auto-estima, é outro valor do ego que enriquece o amor. Fornece à personalidade um elevado grau de energia, o que a torna atraente. Uma vez que a pessoa digna se mantém erecta com orgulho, muitos confundem dignidade com rigidez, mas não são a mesma coisa. A pessoa rígida se mantém erecta por medo de cair aos pedaços. A pessoa digna não tem medo de se partir ao meio; não é nem arrogante, nem empacada, e pode chorar. Seu comportamento merece nosso respeito e promete, em troca, sermos tratados com respeito.

Uma vez que representa um estado de integridade interna, a honestidade é um outro traço que caracteriza a pessoa amorosa. A pessoa cuja cabeça e coração estão separados fala com os dois lados da boca. Qualquer declaração de amor que faça é desmentida pela desconfiança e pela suspeita que ela irradia. Tampouco é honesta consigo mesma. Em vez disso, encobre suas atitudes negativas ou as justifica atribuindo a responsabilidade a terceiros. Mas a cada mentira que conta ela aprofunda a compartimentalização de sua personalidade, uma vez que o coração sabe qual é a verdade. A cada mentira, fica mais tênue seu elo de ligação social pois não pode ter um coração aberto e, ao mesmo tempo, mentir.

Infelizmente, foram poucos os que escaparam aos traumas da infância, que nos forçaram a isolar de um lado o coração e a nos proteger contra o amor usando uma couraça. Mesmo assim, ansiamos pelo amor embora não possamos abrir completamente nosso coração antes de nos sentirmos seguros. Essa segurança não sentiremos no amor por outra pessoa, somente no amor que sentirmos por nós mesmos. Esse amor por si não é narcisismo como já indiquei em outro estudo.[3] Não é egoísmo. Quando o sentimento amoroso, de ir em busca, espalha-se por todo o corpo, sentimos que é um amor por nós, porque nos dá prazer. Quando esse sentimento toca outra pessoa, conhecemos a alegria de amar alguém, o que os psicólogos chamam "amor objetal". Mas as duas vivências são na verdade a mesma, como o diz Erich Fromm: "Nós mesmos somos o 'objeto' de nossos sentimentos e atitudes; as atitudes para com os outros e para conosco, longe de serem contraditórias, são essencialmente *conjuntivas*." Dessa forma, assinala ele: "Uma atitude de amor da pessoa para consigo será encontrada em todos aqueles capazes de amar os outros."[4] Só poderemos amar a nós mesmos, contudo, se respeito, dignidade, honestidade forem os valores pelos quais nossa vida se pauta.

Vincular a cabeça e o coração é metade da tarefa de se tornar uma pessoa amorosa. A outra metade é religar o coração aos genitais, para que a atividade sexual se torne um produto genuíno do coração. Na realidade, existe uma conexão de sangue entre o coração e os genitais; de outra forma não ficaríamos excitados sexualmente. Mas, como não captamos o fluxo de sangue, não temos consciência dessa ligação. Para podermos sentir essa ligação entre ambos dependemos da profundidade de nossa respiração. Se não podemos associar amor e sexo, restringimos nossa respiração à metade de cima do corpo e seguramos o fôlego. Soltar a expiração o máximo possível é um pré-requisito da entrega à sexualidade. É quando nossa respiração atinge até o fundo da pelve e o soalho pélvico que sentimos a ligação entre o tórax e a pelve. Neste caso, quando ocorre a reação sexual ela não se limita aos genitais mas inclui sensações afetuosas de derretimento na pelve. Quando a sensação sexual não está limitada à genitália, ela tem uma qualidade genuína pois envolve todo o corpo, e fatalmente o coração inteiro. Algumas pessoas acreditam que a excitação sexual diminua naturalmente com o aumento da intimidade mas, para mim, isso só se aplica à excitação das carícias preliminares. O prazer final, ou a satisfação do orgasmo, aumenta com a intimidade porque a pessoa pode entregar-se mais a fundo na segurança do amor.

Minha ênfase sobre o amor e a sexualidade pode levar alguns leitores a se indagar se eu não teria ignorado o aspecto espiritual do amor. E quanto ao amor de Deus? Não é a Deus que amo se encontro a alegria em Sua criação? O amor de Deus pode ser separado do amor de Suas criaturas?

Ao longo de todo este livro enfatizei a importância de um ser integrado. Falar de espiritualidade como algo separado de todas as outras funções humanas é cindir a unidade da personalidade. A meu ver, a espiritualidade é o oposto da sexualidade; ambas vêm do coração. Olhando para cima, alcançamos o céu; olhando para baixo, entramos em contato com a terra. Mas como as árvores, nosso alcance mais elevado é tão forte quanto nosso contato com o solo. Poderíamos ser realmente espirituais se não fôssemos sexuais? Acho que não.

Se os grandes místicos e guias religiosos estão corretos, Deus mora no coração. Se nos dedicarmos de todo coração a qualquer atividade, ela se torna uma expressão espiritual, uma expressão de nosso espírito. Sob este ângulo, a sexualidade, quando é uma expressão direta de amor, é divina e dada por Deus. Pela mesma razão, a união com Deus, ou o mergulho na consciência cósmica pode ter uma nuance sexual. Quando a mulher entra numa ordem católica, consagrando sua vida a uma devoção religiosa, ela se torna noiva de Cristo. Gosto de pensar que quando nossos corações estão completamente abertos, somos espirituais em nossa sexualidade e sexuais em nossa espiritualidade.

Comecei este livro com uma discussão da natureza do amor, que, segundo disse, está no cerne mesmo da vida. Conforme crescemos e nos desenvolvemos, nosso amor se modifica, abrangendo mais e mais do mundo, e amadurece, conforme assumimos uma responsabilidade maior por aqueles a quem amamos. A pessoa amorosa ama a vida e tudo que está vivo e que sustenta a vida. É o amor que incentiva o processo contínuo da vida humana, animal e vegetal. Responsabilidade não quer dizer estar sobrecarregado, ou ser obrigado. Significa responder com amor mas nunca como dever. Dever e amor são incompatíveis uma vez que o amor é a resposta de uma pessoa livre cujo dever, quando muito, é ser uma pessoa amorosa.

NOTAS

Capítulo 1

1. Kitzup Sh'lh, citado em Edith B. Schnapper, *The Inward Odyssey* (Londres: George Allen and Unwin Ltd., 1965), 141.
2. Kaivalya Upanishad, citado em Schnapper, op. cit., 130.
3. George A. Maloney, *Prayer of the Heart* (Notre Dame, Ind.: Ave Maria Press, 1983), 25.
4. Brother David Steindl-Rast, *Gratefulness: The Heart of Prayer* (Nova York: Paulist Press, 1984), 31.
5. Chandaya Upanishad, 8.3.3.
6. Alexander Lowen, *The Language of the Body* (Nova York: Macmillan Publishing Company, 1971), 89.
7. Ver Alexander Lowen, *Pleasure: A Creative Approach to Life* (Nova York: Penguin Books, 1975). Em português, pela Summus Editorial, *Prazer: uma abordagem criativa da vida*, 1984.
8. Essa visão do sadismo foi apresentada num breve seminário dado pelo Dr. Wilhelm Reich, meu professor. Não creio que tenha sido publicada.

Capítulo 2

1. Masters, William H., e Johnson, Virginia E., *The Human Sexual Response* (Boston: Little, Brown & Co.).
2. L. A. Abramov, "Sexual Life and Sexual Frigidity Among Women Developing Acute Myocardial Infarction." *Psychosomatic Medicine* 38 (Dezembro 1976): 418-24.
3. A. J. Wahrer e R. C. Burchell. "Male Sexual Dysfunction Associated with Coronary Heart Disease," *Archives of Sexual Behavior* 9 (1980): 69.
4. Ibid., 70.
5. Wilhelm Reich, *The Function of the Orgasm* (Nova York: Orgone Institute Press, 1942), 72-87.
6. Lowen, *The Language of the Body*. 81.

7. Reich, op. cit., 79
8. Marie Robinson, *The Power of Sexual Surrender* (Garden City, N.Y.: Doubleday & Company, 1959).
9. Para uma discussão completa do problema, sua origem cultural e seus efeitos sobre a sexualidade, ver de A. Lowen, *Medo da vida*, Summus Editorial, SP, 1983.
10. Alexander Lowen e L. Lowen, *The Way to Vibrant Health* (Nova York: Harper & Row). (Edição brasileira: *Exercícios de Bioenergética* — O caminho para uma saúde vibrante. Editora Ágora.)

Capítulo 3

1. A versão integral deste caso está em *O Corpo em Depressão*, Summus Editorial, SP, 1983.
2. Arthur P. Moyes, *Modern Clinical Psychiatry* (Filadélfia: W. B. Saunders & Company, 1934), 90.
3. Clancy Sigal, "Beware the Forgotten Child in the Marathon Male." *International Herald Tribune*, June 10, 1986.

Capítulo 4

1. Alexander Lowen, "A Case of Migraine", *Bioenergetic Analysis, A Clinical Journal*, 1: 117-24.
2. Sigmund Freud, *Mourning and Melancholia*, in *Collected Papers* (Londres: Hogarth Press, 1953), 4: 152-70.
3. Lowen, *O corpo em depressão*.

Capítulo 5

1. A discussão completa da diferença entre ira e raiva está em A. Lowen, *Narcissism: Denial of the True Self* (Nova York: Macmillan Publishing Company, 1983), 93-94.
2. Para a análise completa desta personalidade, ver ibid.

Capítulo 6

1. Meyer Friedman e Diane Ulmer, *Treating Type A Behavior and Your Heart* (Nova York: Alfred Knopf, 1984), 4.
2. Ibid., 5.
3. Ibid., 144.
4. Stephen Sinatra, dados inéditos, baseados numa pesquisa de dez anos com pacientes internados por doenças das coronárias no Manchester Hospital.
5. I. M. Dombroski *et al.* Citado por R. B. Williams in *Integrative Psychiatry* 2, n.º 4:133.
6. J. C. Barefoal et al. *Psychosomatic Medicine* 45 (1983): 13.
7. Friedman e Ulmer, op. cit., 45.
8. Ibid., 31.
9. James Lynch, *The Broken Heart* (Nova York: Basic Books, 1977).
10. Esta estatística foi adaptada por idade.
11. Lynch, op. cit., 165.
12. Ibid., 140.
13. Stewart Wolf e Helen Goodell, *Behavioral Science in Clinical Medicine* (Springfield, Ill.: 1926), 79.
14. O mecanismo da negação, é explicitado em Lowen, *Narcissism*, 56, 59.

Capítulo 7

1. R. Gryglewski, *Prostacycline and Sclerosis* (Wroclaw: Polish Academy of Science, 1981).
2. J. Santorski in ibid., 9.

3. A. M. Master e H. L. Jaffee, "Factors in the Onset of Coronary Occlusion and Coronary Insufficiency: Effort, Occupatiom, Trauma and Emotion." JAMA 148 (1952): 794.

4. C. Avery-Clara, "Sexual Dysfunction and Disorder Patterns of Working and Nonworking Wives," *Journal of Mental Therapy* 12 (1986): 2.

5. Norman Cousins, *The Healing Heart* (Nova York: W. W. Norton & Company, 1983), 36.

6. Ibid., 35.

7. Barney M. Olin, "Psychobiology and Treatment of Anniversary Reactions," *Psychosomatics* 26 (1986): 505.

8. Ibid., 506.

9. George L. Engel, "Death and Reunion: The Loss of a Twin", *Dartmouth Alummi Magazine*, June 1981.

10. Ibid.

11. Cousins, op. cit., 134.

Capítulo 8

1. R. A. De Silva e B. Lown. "Ventricular Premature Beats, Stress and Sudden Death", *Psychosomatics* 19 (1978): 694

2. Ibid., 651.

3. Ibid.

4. Ibid., 650.

5. Ibid.

6. Ibid., 652

7. A. H. Wellens, A. Venneulen, and D. Duren, "Ventricular Fibrillation Occurring on Arousal from Sleep by Auditory Stimulation," *Circulation* 46 (1972): 661.

8. De Silva e Lown, op. cit., 658.

9. Cousins, *The Healing Heart*, 202.

10. Ibid., 207.

11. Ibid.

12. G. L. Engel, "Sudden and Rapid Death During Psychological Stress," *Annals of Internal Medicine* 74 (1971): 777.

13. M. L. Yawkes, "Emotions as the Cause of Rapid and Sudden Death," *Archives of Neurology and Psychoanalyis* 19 (1936): 875-79; W. B. Cannon, "Voodoo Death", *Psychosomatic Medicine* (1957): 182-90.

14. Cannon, op. cit., 186.

15. J. L. Mathis, "A Sophisticated Version of Voodoo Death, Report of a Case," *Psychosomatic Medicine* 26 (1964): 104-7.

Capítulo 9

1. Friedman e Ulmer, op. cit., 141.

2. Ver Lowen, *Medo da Vida*, para uma discussão completa desta questão.

3. Alexander Lowen, "Some Thoughts About Cancer," *Bioenergetic Analysis* 3, n? 1 (1987): 1-28.

Capítulo 10

1. Alexander Lowen e Leslie Lowen, *The Way to Vibrant Health*: A Manual of Bioenergetic Exercises (Nova York: *Harper & Row*, 1977).

2. Lowen, *Prazer: uma abordagem criativa da vida*.

3. Lowen, *Narcissism*, 324.

4. Erich Fromm. *The Art of Loving* (Nova York: Harper & Row, 1956), 59.

199

www.gruposummus.com.br

IMPRESSO NA
sumago gráfica editorial ltda
rua itauna, 789   vila maria
02111-031   são paulo   sp
tel e fax 11 **2955 5636**
sumago@sumago.com.br

GRÁFICA

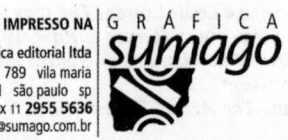